カラー図解

分子レベルで見た薬の働き

なぜ効くのか？　どのように病気を治すのか？

平山令明　著

JN053201

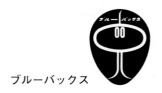

ブルーバックス

装幀／芦澤泰偉・児崎雅淑
カバー写真／ ViewFinder nilsophon, Shutterstock.com
本文・もくじ・章扉デザイン／齋藤ひさの
本文図版／さくら工芸社
　　　　　ttsz, iStock.com（図 1-1, 1-2, 2-4）

はじめに

　人間は幸せに生きるために、様々な工夫をしてきた。その中でも病気や苦痛からの解放には多くの努力が払われてきた。有史以前から先人たちは様々な物質をこのために試してきた。植物はもとより動物、そして鉱物に至るまで、考えつくあらゆる物質が薬として使えるのではないかと試されてきた。洋の東西を問わず古文書の中には、本当にそんなものが効くのだろうかと思うようなものも含め、非常に多くの薬に関する記述が見られる。いかに人類が必死になり、より幸せな生き方を探してきたかが窺われる。

　こうした先人たちの文字どおり血のにじむような努力のおかげで、今や私たちは多くの病気と苦痛から解放されている。抗菌薬の発見以降は、それまで最も強力な敵であったバクテリアに対して人類は圧倒的に優位な立場に立った。しかし、全ての病気が駆逐されたわけではなく、苦痛から完全に解放されたわけでもない。より幸せな時を過ごすため、すなわち高い生命の質（Quality of Life：QOL）を獲得するためにも、私たちも先人たちのように「薬探し」を今後も続ける必要がある。

　19世紀に入るまでは、薬に関する知識はもっぱら伝承によるもので、その内容も不確かなものだった。特に、薬が「どのようにして効くか」については、まったく分からなかった。薬が「どのようにして効くか」を科学的に知ることは、薬を正しく効果的に使うためだけではなく、新しい薬を見つける上でも非常に重要なことである。

　薬の働きは非常に複雑で、その作用を理解するためには近代科学が発達するまで待つ必要があった。「薬の働き」を理解す

ることは、とりもなおさず「生命の働き」を理解することである。生命現象に関する深い理解なくしては、薬の作用は理解できない。実は薬の作用を理解することで、生命科学が進歩してきた側面も大きい。

　20世紀の科学の発展はすさまじかった。初頭には、物理学が分子レベルでの現象を支配する基礎理論を構築した。半ばにおいては、生命現象を分子レベルで理解するための分子生物学が発展した。後半に入り、コンピュータ科学がめざましい進歩を遂げた。そして20世紀の終盤になり、急速展開するコンピュータ科学は、分子生物学と化学そして物理学を総合する形で生命科学を一挙に開花させた。生命科学は単なる学問の段階を足早に通り過ぎ、私たちの現実の生活に直に影響を及ぼす生命工学（バイオテクノロジー）に急展開していった。生命科学および生命工学の展開は、薬の作用を理解する上でとても大きな役割を果たしている。

　今や、薬が分子レベルでどのように効くかを理解することはそれほど難しいことではなくなってきている。大半の薬は、私たちの体に比較すると、とてつもなく小さい分子である。その働きを理解するには、私たちが分子の世界に入って見るしかない。21世紀に入り、薬が分子の世界でかいがいしく働くありさまを私たちはつぶさに見ることができるようになってきた。

　薬の働きを詳しく知らない段階では、薬を常に正しく利用できたとは決して言えない。薬の働きをきちんと理解することは、薬の働きの可能性と限界を知ることでもある。より効果的に、より安全に薬を活用するためには、薬がどのように働いているかを知らなくてはならない。その知識は単に私たちの知的欲求を満たすだけではなく、薬を扱う多くの人々が薬を適切に扱うため、そして私たちが医師や薬剤師からの説明を正しく理

解するためにも是非必要なことである。さらに分子レベルでの
薬の作用の理解は、より効果的で、より安全な薬の発見へ必ず
や私たちを導いてくれるはずである。

　21世紀に入った今でも、私たちの幸せの前にはまだ多くの
病気や苦痛などの問題が立ちはだかっている。がん、増加する
生活習慣病、高齢化や社会環境の変化による精神疾患の急増
等々である。エボラ出血熱、院内感染など、20世紀には駆逐
したかのように見えた感染症からの新たな挑戦もある。さら
に、地球温暖化や航空ルートの拡大に伴い、マラリアなどの熱
帯性の伝染病が地球規模で急速に広がることもますます懸念さ
れている。

　しかし、それらの病気の発症メカニズムが分子レベルで分か
れば、私たちはこれらに対処するための戦略も戦術も立てるこ
とができる。そして、それが今や可能になりつつある。すなわ
ち、先人たちのように多くの犠牲と時間をかける試行錯誤的な
薬の発見ではなく、より効果的で安全な薬を合理的に発見する
方法を、21世紀に入った今、私たちは手に入れようとしてい
る。この方法は基本的には薬の働きを分子のレベルで精密に理
解するところから始まるが、人類の叡智を結集した総合科学に
よって初めて効果的な成果を得ることが可能になる。21世紀
の人類の福祉につながる重要な鍵を握る方法でもある。

　日本国内で現在使用されている医薬分子は約1000種類ある。
そのうち、本書で扱った医薬分子は50種類に過ぎない。しか
し、これら50種類の医薬分子の分子レベルでの働きが理解で
きるようになれば、それ以外の医薬分子の働きを理解すること
はそれほど難しくはない。薬に関係する仕事に将来携わってみ
たいと希望している方々が、これらの言わば基本的な（必須
の）50種類の医薬分子の分子レベルでの働きを学べば、本格

的な勉強への一つの導入になると思う。一方、「薬はなぜ効くのか」について常々疑問を感じていた方々の多くは、これら50種類の医薬分子の分子レベルでの活躍ぶりの中に納得のいく答えを見つけることができるかもしれない。または、そこから新たな疑問が生まれるかもしれない。

　本書では、「病気と薬との分子レベルでの闘い」の物語がいくつも展開される。物語を読み進むうちに、薬や病気そして生命現象そのものへの理解が深まり、薬に対する関心がこれまで以上に高まることを読者は感じるだろう。

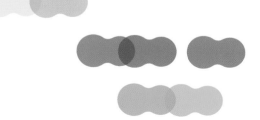

第 1 章

薬はどのように効くか

1-1 薬は生命活動に関与する分子に働く

　解熱剤を飲むと、しばらくして体が楽になる。抗生物質を注射してもらうと、苦しんでいた患者の顔が嘘のように晴れ晴れとしてくる。貼り薬で筋肉痛が治まる。このように、薬を使うと私たちの体に起こっている嫌なことが取り除かれる。それでは、飲んだり、注射したり、貼ったりした薬は、どのようにその嫌なものを取り除くのだろうか？

　これらの薬は、血管への注射、胃や腸からの吸収、あるいは皮膚からの吸収によって体内に入る。そう、まず薬は体にいったん吸収される必要がある。その後はどうだろうか。薬は炎症や病気になった組織に運ばれて、それを治すことになる。ヒトの体は多くの細胞からなっている。炎症を起こしたり病気になったりする組織ももちろん細胞からなっている。大半の薬はこの細胞に働くことになる。

　ここで、簡単に動物の細胞の仕組みを顕微鏡で見てみよう（図１−１）。細胞は細胞膜で一つずつ仕切られている。細胞膜の中には細胞質が入っている。細胞膜をさらに拡大して見ると、図１−２のようになっている。膜は水に溶けやすい部分（親水性部分）と油に溶けやすい部分（親油性または疎水性部分）を持つリン脂質と呼ばれる分子が配列してできている。油に溶けやすい部分のほとんどは膜の中に整列し、細胞膜の２つの表面には水に溶けやすい部分が現れる。細胞が水になじむのは、細胞膜がこの性質を持っているからだ。

　細胞膜は単にリン脂質だけからなっているのではなく、そこにはいろいろな働きをするタンパク質が埋め込まれ、重要な働きをしている。光学顕微鏡で見ると細胞膜は単純な仕切りのように見えるが、実はこのように複雑な仕組みを持ち、生命活動

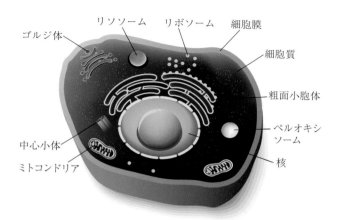

図1-1　動物細胞の仕組み

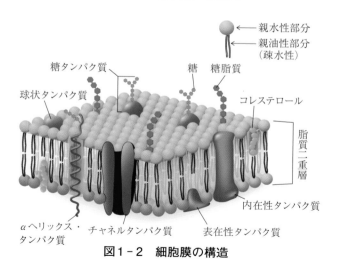

図1-2　細胞膜の構造

に重要な働きを担っている。

　細胞質の中には、いろいろと複雑な構造が見える。大きくて見やすいのが、核である。これは、細胞の言わばコントロール・センターとして、細胞の働きのほとんどを取り仕切っている。核には遺伝子が含まれ、遺伝子の中のDNA（デオキシリボ核酸）には生命活動に必要な全ての情報が蓄積されている。細胞質にはこれ以外にもこまごまとしているが重要な装置がいくつも組み込まれている。例えば、ミトコンドリア、ゴルジ体、小胞体などである。薬は、生命活動に関与しているこれら種々の装置にも働きかけ、薬としての作用を発揮する。

　細胞膜や細胞内の種々の装置をさらに細かく見ると、それらは全て様々な分子からなっていることが分かる。細胞は、分子が非常に複雑かつ精密に組み合わされて構築されたものであり、その中でダイナミックに営まれている生命現象も全てそれに関係した分子が行っている。

　例えば、解熱・鎮痛作用を持つアスピリンの分子の大きさはせいぜい0.8 nm（ナノメートル）しかない。1ナノメートルとは10^{-9}メートル（＝10億分の1メートル）であるから、いかにアスピリン分子は小さいかが分かる。このように小さな分子が、私たちの生命活動に関係する分子に働きかけ、解熱や炎症の治癒に最終的につながるわけである。ナノ・スケールの世界での薬の闘いによって、私たちは健康を回復することができる。

　私たちは体を維持し、考え、行動し、子孫を残していく。これら全ての活動は、個々の細胞という最小の生命単位、そしてその中に存在する様々な分子の働きに依存している。薬はこれらの分子の活動を、妨害あるいは促進することで、その働きを示す。すなわち、生物の中では起こらないことを薬が起こすこ

とはほとんどないと言ってもよい。したがって、私たちが薬の働きをよく理解するためには、まず生命現象の仕組みを分子レベルでよく知る必要がある。むしろ、薬の働きの理解を通じて、分子レベルの生命科学が発展してきた部分も少なくない。

1-2　分子の世界での薬の働き

　私たちの体の中では、生命を保っていくためにいろいろな活動が営まれている。それらが整然と営まれている限り、私たちは健康で、幸せな時間を過ごすことができる。これらの活動の現場である細胞をズームアップすると、そこには無数の分子がうごめいている様子が見える。それらの分子の種類や働き方は、一見すると非常に複雑で、遥かに人知を超えているように思える。しかし、落ち着いて一つずつ見ていくと、そこには明瞭なルールのあることが分かってくる。

　生化学や分子生物学と言われる学問によって、これらのルールは非常に詳しく解明されつつある。生命のドラマを実際に演じる分子の配役だけではなく、実はそのシナリオまでが決まっていることが分かってきている。病気は病原菌などのような外的な原因だけではなく、老化、不摂生または遺伝的なものなど内的な原因によっても引き起こされる。どの原因もドラマを演じる分子たちに大きな影響を与え、生命ドラマの筋書きを書き換えてしまう。ドラマの役者である分子たちがシナリオに書かれていない演技を勝手に始めてしまうと、ドラマはとんでもない結末を迎えることになる。薬の役目は、それらの原因を解消し、元の整然としたストーリーに戻すことである。

　タンパク質や核酸といった分子は生命のドラマを演じる上で非常に重要な配役である。これらの分子は、分子のサイズが大きいので生体高分子と言う。生体高分子は、非常に複雑な立体

構造を持っている。その立体構造はただ意味もなく複雑なのではなく、その中には生命活動を営む上で必要な仕組みが隠されている。

例えば、DNAの二重らせん構造は、その働きと密接に関係している。もしDNAの二重らせん構造がほどけてばらばらになってしまうと、もうこの分子はDNAとしての働きをしなくなってしまう。また、卵をゆでると、タンパク質の立体構造がこわれてしまう。立体構造がめちゃくちゃになってしまった卵からは、絶対ひよこは生まれない。単にそこに物質があるか、ないかではなく、その物質がどのような立体構造を取っているか（どのような状態を取っているか）が正常な生命活動を行っていく上で重要なのである。部品がばらばらにされたコンピュータはまったく作動しない。部品は部品として別に使うことはもちろんできるが、与えられた部品からコンピュータを作るには、部品同士が適切に組み立てられる必要がある。生体高分子も、ある立体構造を取って、初めてその役割を果たすことができる。

図1-3に模式的に示すように、たいていのタンパク質の分子表面にはくぼんだ場所があり、その場所がそのタンパク質の働きに重要な役割を果たしていることが多い。そうした場所をタンパク質の**活性部位**と言う。例えば、消化管にあってタンパク質を消化（つまり分解）するタンパク質（酵素）の場合、この溝のところに消化する相手のタンパク質が捕らえられ、そして分解される。

タンパク質が働く相手の分子を**基質**と言う。もしこの溝のところに基質以外の分子が挟まってしまうと、もはやこのタンパク質は働けなくなってしまう。現在、日本で使われている医薬分子は1000種類程であるが、ほとんどの医薬分子が直接働き

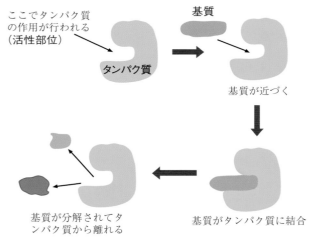

図1-3　基質を分解するタンパク質の働き方

かける相手はタンパク質である。「医薬分子が直接作用し、疾病の制御につながる生体高分子」のことを**標的分子**と言う。薬の作用を受けるという意味で、この分子は**受容体分子**とも言われる。つまり、いま日本で使われている大半の医薬分子の標的分子は、タンパク質であるということである。

　健康な状態では、タンパク質は正常に活動している。病気と言われる現象の大半は、これらのタンパク質、すなわち標的分子の働きが異常になったものである。

　では、異常とは、どのようなことだろうか？　図1-4に示すように、大きく分けると2とおりになる。第1のタイプは、標的分子の働きが活発過ぎる状態である。「過ぎたるは、なお及ばざるがごとし」である。この状態には、そのタンパク質が働いて欲しくない時に望まれていない働きをしてしまう場合

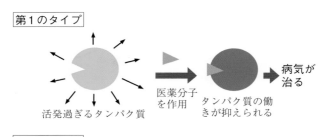

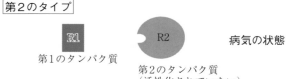

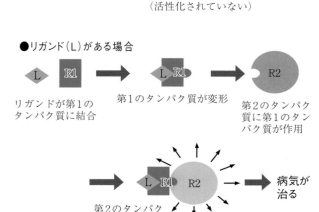

図1-4 医薬分子はタンパク質 (標的分子) の働きをコントロールする

●リガンドがない場合には医薬分子（D）で代行する

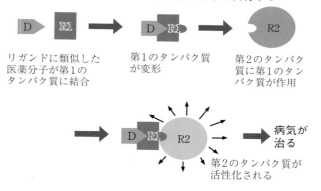

リガンドに類似した
医薬分子が第1の
タンパク質に結合

第1のタンパク質
が変形

第2のタンパク
質に第1のタン
パク質が作用

病気が
治る

第2のタンパク質が
活性化される

図1-4（続き）

や、遺伝的に異常なタンパク質が働いてしまう場合も含まれる。そのような場合には、その標的分子の働きを抑えればよい。図では、ちょうど溝にはまる分子を結合させ、この標的分子を黙らせている。

　第2のタイプは、ちょっと複雑であるが、簡単に言ってしまうと、働いて欲しいのにその標的分子が働いてくれない場合である。この場合、少なくとも2つのタンパク質が関係する。

　具体的に説明しよう。最終的にR2というタンパク質を活動状態にすることが望ましいとする。しかしR2を活動状態にするには、R1というタンパク質がR2に結合することが必要である。さらに、R1はそのままではR2に結合できず、R1がR2に結合するためには、Lという分子がR1に結合して、R1の形を変えてやらないといけない。Lはもともと私たちの体内にある分子で、R2を活動状態にする必要がある時に分泌される。このLを、**リガンド**と言う。たとえR1とR2の両方がそろってい

ても、Lが不足していると、R2は十分な活動状況に入れない。R2が十分活動していないと、病気になってしまう。そのような場合、Lに類似したDという医薬分子を標的分子であるR1に作用させ、最終的にR2を活動状態にして、病気を治すことになる。

　ほとんどの医薬分子が第1か第2のタイプのどちらかに属する。おさらいすると、医薬分子の働き方には2種類あり、活発過ぎる標的分子を鎮めるか、働きが十分でない標的分子を活性化させるかである。

　いずれにしても、標的分子の溝にちょうど適合する分子でなければ、標的分子の作用をコントロールできない。つまり、薬の働きを詳しく理解するためには、まずその薬が働く相手である標的分子の立体構造を詳しく知る必要があるわけだ。薬の分子の立体構造も非常に重要であることは言うまでもないだろう。鍵穴にぴったりはまる鍵を作らなければ、その機械を発進させることも停止させることもできない。

　薬の分子が思いもよらず別の生体高分子の鍵穴にもはまってしまうことがある。そうした場合、好むと好まざるとにかかわらず、その生体高分子の作用は影響を受けてしまう。これが薬の副作用である。副作用の多くも結局のところ、受け手になる生体高分子と薬の分子の構造によって決まると言ってよい。

　本書では、分子の世界で薬がどのように働いているかを生体高分子や薬の分子の立体構造を実際に見ながら考えていくが、それに先立ってここでは各章の内容を簡単に眺めてみよう。

　まずこの第1章では、医薬分子が作用する相手である生体高分子の立体構造の特徴について簡単に見ることにしたい。タンパク質の構造に関する基礎知識は、薬の働きを理解する上で特に重要である。医薬分子は、標的分子（受容体分子）に働きか

け、その作用を発揮するが、どのような力がこれらの分子を引き付けるのだろうか？　この章の後半では、分子内および分子間で、原子の間に働く種々の力と特徴について簡単にまとめることにする。

　バクテリアは現在でもなお私たちの幸福を脅かす存在である。第2章では、分子の世界でこのバクテリアと闘う抗菌薬の奮闘ぶりを見ていきたい。抗菌薬が巧みにバクテリアの防衛網や必要物資の調達路を破壊し、バクテリアを攻撃している様子は実に頼もしい。しかし、バクテリアからの反撃も決して手ぬるいものではない。バクテリアからの反撃である耐性の問題についても述べる。

　第3章では、日本における死亡原因1位の座を守り続けるがんとの闘いに焦点を当てる。がん撲滅は、21世紀には人類が達成したい悲願でもある。がんとの闘いにおいて、薬が果たす役割はますます重要になっている。多様ながんに対しては多様な攻め方が必要である。抗がん薬はどのように分子レベルでがんを攻撃しているのだろうか？

　第4章では、インフルエンザやエイズに代表されるウイルスに挑む医薬分子の分子レベルでの活躍について述べる。長い間人類は、見えない敵であるウイルスを攻略することができなかった。しかし、ウイルス増殖の分子メカニズムが解明されるに従い、私たちは合理的にこの見えない敵を攻略するノウハウを手に入れようとしている。その一方で、新種のウイルスの出現や、地球環境および生物生態系の変化にともなうウイルスからの新たな脅威もある。

　第5章では、生活習慣病の治療に使われる薬の分子レベルでの働き方について述べる。高血圧、糖尿病、脂質異常症、そして骨粗鬆症など、高齢化社会で問題になる病気の数々は、生

命活動自身の分子メカニズムと深く関わっている。異常と正常は表裏一体に近い。分子レベルで上手に生命活動をバランスさせることが重要である。医薬分子はどのように、そうしたバランスを回復させるのだろうか？　その分子メカニズムは興味深い。

　第6章では、免疫反応と炎症をコントロールする医薬分子について述べる。免疫反応や炎症は私たちの生命を維持する上で重要な機能であるが、時にそれらをコントロールする必要がある。臓器移植時には免疫反応を抑えなくてはいけないし、発熱時には熱を下げなくてはならない。免疫反応も炎症反応も複雑な現象であるが、生命科学の発展により、その分子レベルでのメカニズムが解明されつつある。こうした分子レベルでの理解に基づき、今や私たちは合理的にこれらの反応をコントロールできる医薬分子を手に入れている。

　第7章では、脳や精神活動に関連する疾患を治療する医薬分子について述べる。脳やそこで行われる精神活動はとても複雑で、まだ科学的に全容が解明されているとは決して言えない。したがって、治療薬の研究開発も難しい。一方、超高齢化社会そして精神的ストレスが従来にも増してかかる現代社会においては、脳や精神活動に関連する疾患を治療できる薬の必要性がますます高くなっている。この章では、アルツハイマー型認知症、パーキンソン病そしてうつ病の治療薬に絞って、それらの分子レベルでの働きについて述べる。

1-3 　タンパク質の立体構造と働きとの関係

　タンパク質は細胞の中に最も多量に含まれる生体高分子で、生命現象の実際の担い手である。代謝に関係する酵素、多くのホルモン、赤血球中に含まれるヘモグロビン、筋肉のミオシン

(a) **α-L-アミノ酸の一般式**

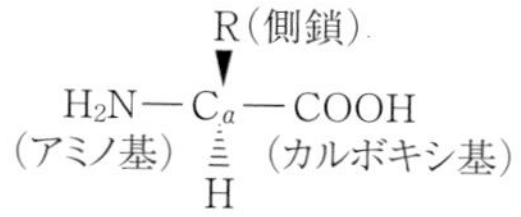

$$H_2N - C_a - COOH$$

R（側鎖）

（アミノ基）（カルボキシ基）

H

(b) **アミノ酸同士はペプチド結合でつながる**

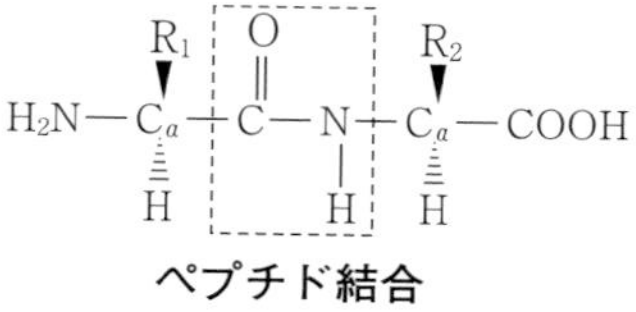

$$H_2N - C_a - C - N - C_a - COOH$$

R₁ O R₂

H H

ペプチド結合

(c) **多数のアミノ酸がペプチド結合でつながって
タンパク質が作られる**

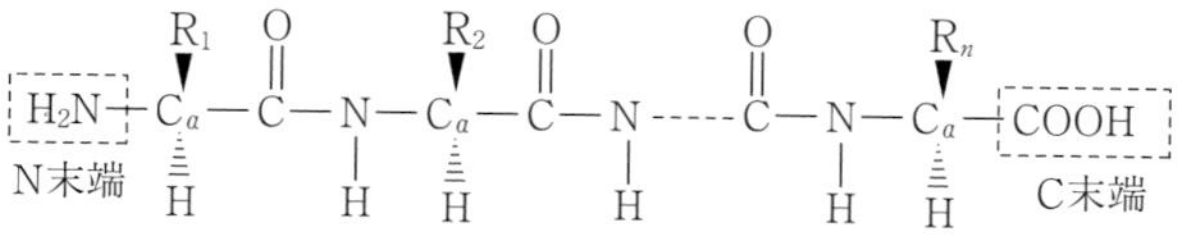

$$H_2N - C_a - C - N - C_a - C - N - - - - C - N - C_a - COOH$$

R₁ O R₂ O Rₙ

N末端 H H H H C末端

図1-5　アミノ酸からタンパク質へ

やアクチン、生体防御のための抗体等々、ほとんどあらゆる生命活動がタンパク質によって運営されている。タンパク質は20種の α-L-アミノ酸（図1-5）からなっている。

　20種類のアミノ酸は図1-6に示すように、側鎖の化学的性質が酸性、塩基性、水溶性（極性）、そして脂溶性（非極性）などと変化に富んでおり、各々の側鎖（R）の個性は全て異なる。タンパク質ではこのアミノ酸が少なくとも数十個、図1-5（b）に示されるペプチド結合をとおして連結してい

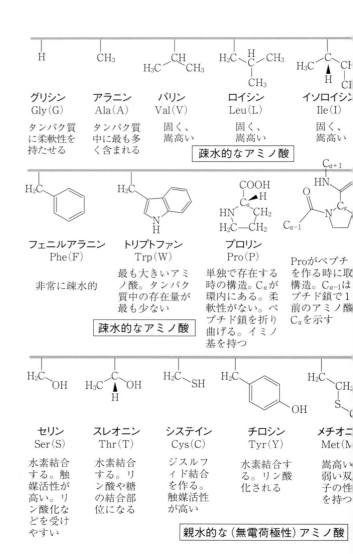

H | CH₃ | H₃C—CH—CH₃ | H₂C—C—CH₃ (CH₃) | H₃C—C—CH

グリシン
Gly(G)
タンパク質に柔軟性を持たせる

アラニン
Ala(A)
タンパク質中に最も多く含まれる

バリン
Val(V)
固く、嵩高い

ロイシン
Leu(L)
固く、嵩高い

イソロイシン
Ile(I)
固く、嵩高い

疎水的なアミノ酸

フェニルアラニン
Phe(F)
非常に疎水的

トリプトファン
Trp(W)
最も大きいアミノ酸。タンパク質中の存在量が最も少ない

プロリン
Pro(P)
単独で存在する時の構造。C_aが環内にある。柔軟性がない。ペプチド鎖を折り曲げる。イミノ基を持つ

Proがペプチドを作る時に取る構造。C_{a-1}はペプチド鎖で1つ前のアミノ酸のC_aを示す

疎水的なアミノ酸

セリン
Ser(S)
水素結合する。触媒活性が高い。リン酸化などを受けやすい

スレオニン
Thr(T)
水素結合する。リン酸や糖の結合部位になる

システイン
Cys(C)
ジスルフィド結合を作る。触媒活性が高い

チロシン
Tyr(Y)
水素結合する。リン酸化される

メチオニン
Met(M)
嵩高い。弱い双極子の性質を持つ

親水的な(無電荷極性)アミノ酸

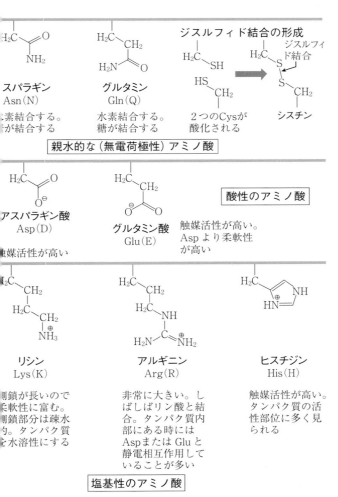

図1−6　20種類のアミノ酸の化学構造と性質
（側鎖のみを示している）

ジスルフィド結合の形成

ジスルフィド結合

H_2C　O
NH$_2$

H_2C　CH$_2$
H_2N　C　O

H_2C　SH
HS
CH$_2$

H_2C　S
S
CH$_2$

スパラギン
Asn（N）

グルタミン
Gln（Q）

2つのCysが
酸化される

シスチン

素結合する。
が結合する

水素結合する。
糖が結合する

親水的な（無電荷極性）アミノ酸

H_2C　O
O$^{\ominus}$

H_2C　CH$_2$
O$^{\ominus}$　O

アスパラギン酸
Asp（D）

グルタミン酸
Glu（E）

酸性のアミノ酸

触媒活性が高い。
Asp より柔軟性
が高い

媒活性が高い

C　CH$_2$
H_2C　CH$_2$
NH$_3^{\oplus}$

C　CH$_2$
H_2C　NH
H_2N　C　NH$_2^{\oplus}$

H_2C　NH
HN$^{\oplus}$

リシン
Lys（K）

アルギニン
Arg（R）

ヒスチジン
His（H）

側鎖が長いので
柔軟性に富む。
側鎖部分は疎水
的。タンパク質
を水溶性にする

非常に大きい。し
ばしばリン酸と結
合。タンパク質内
部にある時には
Aspまたは Glu と
静電相互作用して
いることが多い

触媒活性が高い。
タンパク質の活
性部位に多く見
られる

塩基性のアミノ酸

る。ペプチド結合でアミノ酸が連結すると、一端にはアミノ基（N末端）が、他端にはカルボキシ基（C末端）がくる。したがって、タンパク質中でのアミノ酸の並び方には方向性がでてくる。図1-5（c）に示すように、通常はN末端から順に側鎖に番号をつける。側鎖以外の部分を主鎖と呼ぶ。また、主鎖のうち、N、C_αおよびC原子のつながりで構成される部分を骨格と呼ぶ。

　連結するアミノ酸の並び方と数によって、そのタンパク質の働きが決まってくる。例えば、10個アミノ酸がつながるにしても、20種類全てのアミノ酸が使えると、その並び方の可能性は20^{10}とおりもあることになり、膨大な組み合わせができてしまう。生物は進化の過程で、生命活動に適する組み合わせを持ったタンパク質を選んできたと考えられる。つまり、組み合わせの全てが許されるわけではなく、少なくとも現存する生物にとっては、そのうちのごく少数の組み合わせのみが許される。しかし、もしかすると異なる組み合わせの中には、人間にとって有用なものもあるかもしれない。現在では、遺伝子工学の技術を使えば、任意のアミノ酸配列を持ったタンパク質を作り出すことが原理的に可能である。タンパク質中のアミノ酸の配列をタンパク質の**一次構造**と呼ぶ。

　アミノ酸の並び方と数でタンパク質の働きが決まると言ったが、ほとんど全てのタンパク質は直線状ではなく、複雑な立体構造を取っている。分子内の原子の精密な立体的位置関係を実験的に決定できるX線解析によって、多くのタンパク質の立体構造の詳細がこれまでに解明されている。その結果、タンパク質の立体構造に関して法則性のあることが明らかになっている。本書の中で紹介されるタンパク質の立体構造のほとんど全ては、X線解析によって実験的に明らかにされたものである。

　一つのタンパク質は、特定の機能を持つ機械（例えばコンピュータ）に例えることができる。その機械は種々の役割を持つ部品からなり、それらの部品が立体的に適切に組み上げられ、有機的に働くことによって、機能を果たす。薬はこの機能を妨害したり、促進したりする。したがって、薬がこの機械にどのように作用するかを理解するためには、その機械すなわちタンパク質の立体構造と機能をまず知ることが重要である。

　私たちの世界では、複雑なものを構築する場合、まず単純な共通部品を作り、それらを組み合わせることが一般的である。X線解析されたタンパク質の立体構造を調べてみると、多くのタンパク質の中に共通に含まれる構造部品があることが分かった。その代表的な構造部品がαヘリックス、βストランドそしてβターンと呼ばれるものである（図1-7）。これ以外の部分は、ループと呼ばれることが多い。図の中で点線は、水素結合という化学結合の一種を表している。**水素結合**は生物体内で分子を形作ったり、分子同士を近づけたり、また分子がその機能を発揮する上で大切な引力である。生物の体の中で起こる様々な現象にほとんどいつでも関与している。

　αヘリックス（図1-7（a））は右巻きのらせん状になった構造である。ペプチド結合を作る酸素原子（カルボニル酸素原子）と3つ先のペプチド結合の窒素原子が、水素結合によってつなぎ止められている。この水素結合がなければ、らせんではなくただの直線状の鎖になってしまう。ペプチド鎖が伸びて直線状になった構造を**βストランド**（図1-7（b））と言う。複数のβストランドが横に並んだ構造がβシートである。横に並んだβストランドを固定するために、βストランド同士はやはり水素結合によって結ばれている。βストランドが並ぶ方向によって、平行型と反平行型の2種類のβシートができ

(a) αヘリックスの構造　　　　(b) βストランドの構造

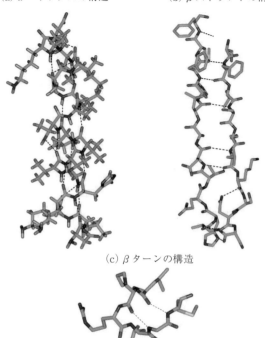

(c) βターンの構造

図1-7　タンパク質に共通に含まれる構造部品
C, N, OおよびS原子を緑, 青, 赤, そして黄色で示す。
(a)ではH原子を灰色で示した。(b)では反平行の2本の
βストランドからなる1枚のβシートを示す。

る。βシートは平面状ではなく、実際にはひだが寄った構造を
取っている。**βターン構造**（図1-7（c））は、タンパク質
の構造が折れ曲がる場所に見られる。図のように1番目のアミ
ノ酸のカルボニル基と4番目のアミノ酸のアミノ基が水素結合
でつなぎ止められている。

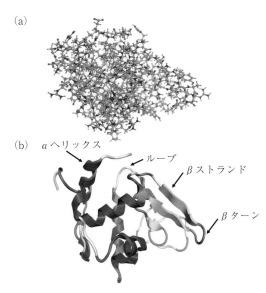

(a)

(b) αヘリックス　ループ　βストランド　βターン

図1-8　リゾチームの構造

　さて、αヘリックス、βストランドそしてβターンといった
構造はタンパク質という建築物を組み上げるための、基本的な
ブロックと考えることができる。これらのブロックを柔軟なつ
なぎの構造を使って連結して、組み上げることでタンパク質の
立体構造が構築できる。これらのブロックをタンパク質の**二次
構造**と言う。多くのタンパク質の立体構造は複数の異なる二次
構造の組み合わせからなっているが、ほとんど1種類の二次構
造からできあがっているタンパク質もある。
　二次構造が複数集合してできあがる、立体的により複雑な構
造を**三次構造**と呼ぶ。図1-8に、一つのタンパク質（リゾチ
ーム）の立体構造を示した。水素原子を含めた全原子を表示す

（a）他分子が接触できる表面を示す。　（b）表面の電荷の分布。

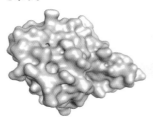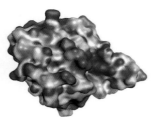

図1-9　分子表面で表したタンパク質

ると、図が非常に込み入り、タンパク質の立体構造の特徴が理解し難い（図1-8（a））。

　そこで二次構造のみを模式的に表示し、タンパク質の立体構造を分かりやすく表示する方法がいろいろ考案された。その一つが、αヘリックスをコイル状の薄い板（通常は赤で表示）で、βストランドを薄い湾曲した板（通常は黄で表示）で表し、それ以外の構造を細めの管で表す方法である（図1-8（b））。色は図の見やすさを考慮して変えることも多い。C末端側に矢印を示し、ペプチド鎖の方向を示す場合もある。よく使われるもう一つの方法では、αヘリックスをコイル状の厚みのあるリボン（赤）で、βストランドを穏やかに湾曲した厚みのあるリボン（黄）で表す。本書では、原則としてこの2つの方法でタンパク質の立体構造を表示した。

　このように二次構造で表現すると部分的な立体構造の特徴は理解しやすいが、標的分子の表面がどのようになっているかは理解し難い。標的分子と医薬分子との相互作用を理解する上で、標的分子の分子表面を示すと便利なことが多くある。その場合には、図1-9（a）のような表現法も使われる。タンパ

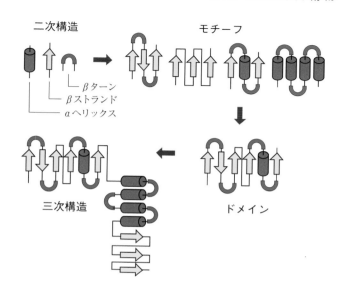

二次構造

モチーフ

βターン
βストランド
αヘリックス

三次構造

ドメイン

図1-10　二次構造、モチーフ、ドメインそして三次構造

ク質表面には、このようにたくさんの凹凸がある。凹部分に薬
の分子が結合する場合が多い。図1-9（b）では、分子表面
の電荷の分布を示す。青および赤は、その表面部分にそれぞれ
正および負の電荷があることを示す。

　多くのタンパク質の立体構造がX線解析で明らかにされるに
従い、二次構造が少数集まった特定の構造が頻繁にタンパク質
の立体構造を構成するのに使われることが分かってきた。それ
をモチーフと呼ぶ。図1-10には代表的なモチーフを示した。
モチーフはさらに複数集合して、ドメインという塊を作り上げ
る。ドメインはさらに複数集合して、一つのタンパク質の立体

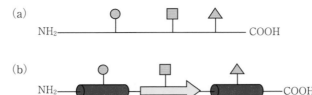

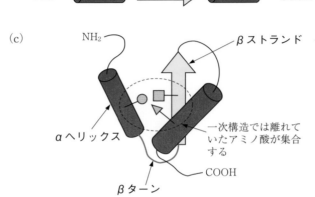

図1-11 タンパク質立体構造の成り立ち
(アミノ酸配列から立体構造へ)

構造（三次構造）を構成する。ドメインはタンパク質の機能を発揮する最小の単位である場合が多く、ドメイン1つからなるタンパク質も少なくない。複雑な機能を持つタンパク質は複数のドメインを持つ。単純な機能を持つ機械は簡単で、複雑な機能を持つ機械は複雑で大型になることと同じである。

一つのタンパク質はたいてい一本鎖でできている。大きなタンパク質になるとこのようなタンパク質が複数集合してできあがっている。このような場合、その一つ一つのタンパク質をサブユニットと呼び、それぞれが三次構造を取る。これらのサブ

ユニットが複数集合した構造を**四次構造**と言う。

　ここで、図1-11を見ながら、これまでのおさらいをしておこう。タンパク質は20種のアミノ酸が鎖のようにつながってできている。このタンパク質の働きに重要な三角、四角そして丸のアミノ酸は、一次構造上は図の（a）のように離れて存在するのが普通である。実際のタンパク質では、（b）に示すように、局所的にαヘリックスやβストランドなどの二次構造を取る。さらに、鎖は折りたたまれ、集合して、（c）のような三次構造（立体構造）を作る。三次構造を取ると、これらの3つのアミノ酸は空間的に集合して特定の立体的な配置を取り、それらが共同して、このタンパク質の機能に必要な空間を形成する。その一つの例が、図1-3に示す活性部位であり、このような場所が医薬分子の結合部位になることが多い。

1-4　核酸の構造と働きとの関係

　タンパク質が生命現象の劇を直接的に演じる分子ならば、そのシナリオを握っているのが核酸分子、特にDNAと言うことができる。細胞中に含まれる核酸の量は1％以下に過ぎず、タンパク質の含有量16％に比較して圧倒的に少ない。しかし、シナリオは4種類の核酸塩基であるA（アデニン）、T（チミン）、C（シトシン）そしてG（グアニン）という非常に細かい分子文字で書かれているので、その情報量は膨大である。

　DNAの化学構造を図1-12に示す。DNAもタンパク質と同様に、枝分かれがない鎖状の構造を取っている。DNAは4種の核酸塩基であるアデニン、シトシン、グアニンおよびチミン、糖の一種であるデオキシリボースそしてリン酸からなっている。4種の核酸塩基以外は、基本的に全て同じ化学構造を取っている。

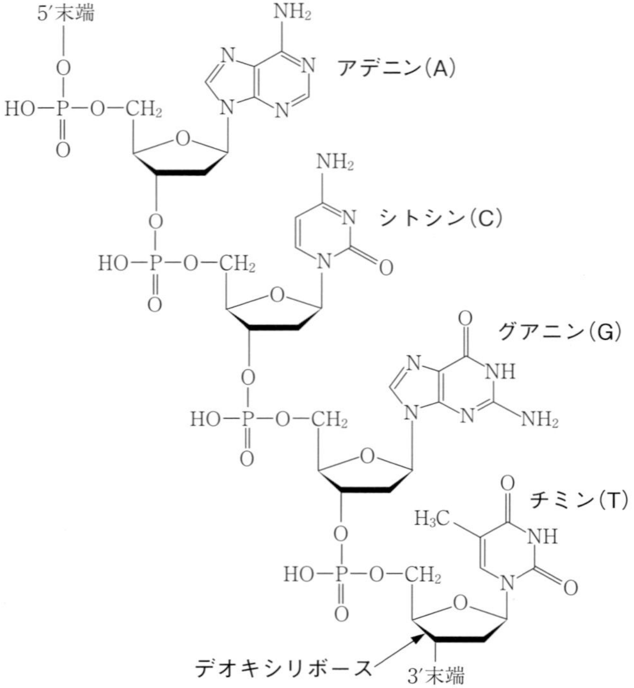

図1-12 DNAの化学構造

　核酸を標的分子とする医薬分子の数はあまり多くない。しかしいくつかの医薬分子の働きを理解する上では、核酸の立体構造を知ることは必須である。そこで、ここではごく簡単にDNAの立体構造の特徴を確認しておこう。DNAの立体構造モデルはワトソン（James Watson）とクリック（Francis Crick）によって提唱された。図1-13に示すように二重らせん構造を取ったモデルである。図1-13（b）に、DNAの分

（a）水素原子を含む全ての
　　原子を球で示す。

（b）表面の電荷の分布。

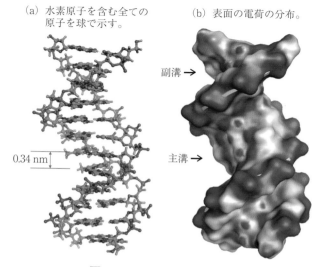

0.34 nm

副溝 →

主溝 →

図1-13　DNAの立体構造

子表面を示す。分子表面を表示すると、広い溝（主溝）と狭い溝（副溝）が交互に現れていることが分かる。

　DNAの中でアデニンは必ずチミンと、シトシンは必ずグアニンと向き合っている。したがって、相補的な二重鎖が作られる。アデニンとチミンおよびシトシンとグアニンを結び付けているのが、やはり水素結合である（図1-14）。これらの核酸塩基はどれも非常に平面的な分子であり、それらが上下で重なる時には、ほぼ平行になる。その間隔はおおよそ0.34 nmであり、ベンゼン分子の厚みとほぼ同じである。この平面を階段のステップに例えると、この階段は右巻きに回るらせん階段になる。タンパク質の時と同じで、やはり右巻きである。

　二重らせん構造は単に遺伝情報を貯蔵する上で重要なだけで

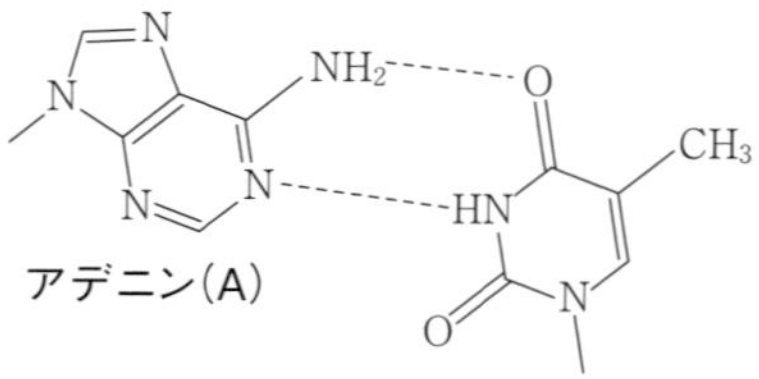

アデニン（A）

チミン（T）

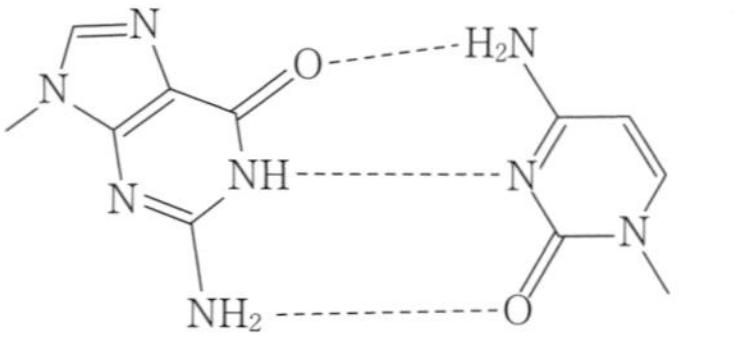

グアニン（G）　シトシン（C）

図1−14　DNAの中における核酸塩基の間の水素結合

はない。DNAの立体的な特徴は他の分子がこの遺伝情報を活用したり、後で述べるようにある種の薬がDNA分子に働きかける時に重要な役割を演じる。

1-5　薬と生体高分子の間に働く力

　複雑な生命現象も、結局のところ、生物の体内に存在する種々の分子同士の相互作用に基づいている。したがって生命現象の過程を理解するためには、分子を形作っている分子内の力や分子の間に働く力を詳しく知る必要がある。これらの力は基本的に原子間に働く力による。原子間に働く種々の力に関することで、薬と生体高分子の相互作用を理解するために必要な最小限の知識を図1−15で簡単に整理してみたい。

　右端にある「強さの目安」は、大きい値ほど引き合う力が強

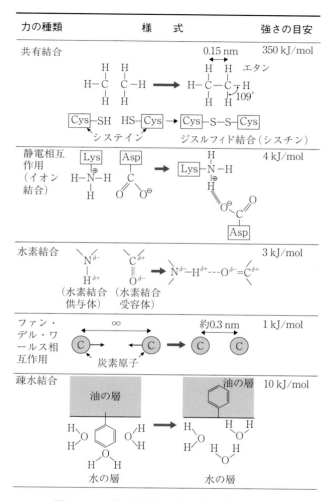

力の種類	様　式	強さの目安

図1-15　生体分子の中で働く様々な力

いことを示す。強さはエネルギーの単位 J（ジュール）（図ではその1000倍のkJ）で表している。1気圧のもとで1 gの純水の温度を1℃上昇させるのに必要なエネルギーは1 calであるが、1 Jは約0.24 calである。分子は極めて小さいので、分子内の1個ごとの結合や相互作用を考えるのではなく、6.02×10^{23}個を一塊（これをモル(mol)と言う）にして考えるのが科学では習慣になっている。この図でもその習慣に従い、結合または相互作用の数が1 molある場合のエネルギー（kJ）で強さを表している。つまり、1個の結合または相互作用のエネルギーは各数字の$1/(6.02 \times 10^{23})$という極めて微小な量である。

共有結合

　タンパク質や核酸等の生体高分子内で、分子骨格を形成するために原子同士を結合させている力は共有結合と呼ばれる。例えば、エタン分子内の2つの炭素原子の間にある結合は共有結合である。共有結合は化学結合の中では最も強いものであり、分子を構成する上で最も重要な力である。

　アミノ酸同士を結合するペプチド結合も共有結合であり、核酸塩基を連結しているのも共有結合である。空間的に近い位置にある2つのシステイン残基が酸化されると、シスチンと呼ばれる構造を作るが、この時に形成される硫黄原子間の結合も共有結合であり、タンパク質の立体構造を決める上で非常に重要な役割を果たす。

　共有結合は標的分子や医薬分子自身の分子構造を決める上で重要であるが、医薬分子と標的分子の間に共有結合ができることもある。そのようなタイプの医薬分子は決して多くないが、後の章で出てくるアスピリンはシクロオキシゲナーゼという酵素にがっちり共有結合することで、鎮痛消炎作用を発揮する。

静電相互作用（あるいはイオン結合）

　同じ符号の電気を帯電した原子同士は反発し合い、異なる符号の電気を帯電した原子同士は引き合う。その力の強さは物理学の基本法則の一つであるクーロンの法則で決まる。食塩の結晶の中でプラスに帯電したナトリウムイオンとマイナスに帯電した塩化物イオンは静電相互作用している。

　図1-6に示したように、アミノ酸の側鎖にはプラスに帯電したものも、マイナスに帯電したものもある。これらの側鎖がタンパク質の立体構造を作る場合に、お互い引き合ったり、反発し合ったりして、タンパク質の主鎖が折りたたまれる。静電相互作用の強さは環境に大きく左右される。ベンゼンのような有機溶媒に溶かした場合と水に溶かした場合では、イオンの間に働く力が40倍も異なる。水に溶かすと、イオン間の相互作用は極めて小さくなる。

水素結合

　酸素や窒素原子のように、電気的にマイナスになりやすい（電気陰性度が高い）原子に水素原子が結合すると、酸素や窒素原子の方に電子は引っ張られる。したがって、この水素原子はほんの少しプラスに（$\delta+$）帯電し、酸素や窒素原子は少しだけマイナス（$\delta-$）に帯電することになる。その結果、ほんの少しプラスに帯電した水素原子は別のマイナスに帯電した原子や電気的にマイナスになりやすい原子に引きつけられる。つまり水素原子を仲立ちにして、電気的にマイナスになりやすい原子同士がある程度の距離まで接近することが可能になる。水素原子を仲立ちにしたこの引力は、水素結合の名前で呼ばれている。既に見てきたように、タンパク質の二次構造はこの水素

結合によってできあがっているし、二本鎖DNAの中で相補的な塩基を引きつけているのも水素結合である。

　水素結合は水素原子を仲立ちにするために、できる結合に方向性が出てくる。つまり、特定の方向にのみ結合が向くわけで、生物の機能や薬の働きを決める上で非常に重要な結合である。同じようにプラスとマイナスの電荷が関係する静電相互作用は方向性を持たないので、水素結合とは異なり、作用する相手の特異性に欠ける。

ファン・デル・ワールス相互作用

　全ての原子はそれらが遠く離れていても、弱いながらも互いに引き合う。この引き合う力は原子同士がある距離になるまでは近づくにつれて強くなる。しかしある距離までくると、それ以上は接近できなくなる。この力をファン・デル・ワールス相互作用（力）と言う。原子の種類により、近づき得る距離の限界に差がある。その距離は各原子のファン・デル・ワールス半径として表される。2つの原子のファン・デル・ワールス半径の和以下になるように原子同士を近づけようとすると、今度は次第に反発力が働くようになり、さらに接近させるとその反発力は急速に強くなる。

　ファン・デル・ワールス相互作用は全ての原子の間に働くので、一つ一つの力は小さくても数が多くなると非常に大きな力となる。これまで見てきた生体高分子は非常にたくさんの原子からできあがっている。こうした大きな分子の中では、ファン・デル・ワールス相互作用は分子全体の立体構造をも左右するほどに大きくなる。1票1票の影響が小さい選挙に似ているが、ファン・デル・ワールス相互作用はいつでもその系をまとめようとする求心力として働く。

疎水結合

　水はこの世にあるあらゆる液体の中でも、ずばぬけて特異な性質を持っている。その個性は、液体の状態でも水分子同士が水素結合で非常に強く結合していることによる。したがって、水分子と水素結合することができない油の分子は、容易に水の中には受け入れられない。

　油を水に入れてかき混ぜると、いったん混じったように見えていても、そのうちぽつぽつと油の粒が容器の壁などに見えてくる。このような粒は油の分子同士が積極的に引き合ってできたのではなく、水分子が油の分子を排除することによって、仕方なしに油の分子同士がファン・デル・ワールス相互作用で集合した結果である。しかし、傍から見ていると、油の分子が引き合っているように見えるので、油分子同士は疎水結合する、と表現する。つまり、疎水結合は水の中でしか成り立たない概念である。

　細胞の約70％は水分子によって占められており、水分子のこのような強い個性が生命活動において果たす役割は非常に大きい。水は重要な生体分子の一つと言っても過言ではない。

　タンパク質中には、親油性のアミノ酸と親水性のアミノ酸がある。タンパク質を水に溶かすと、親油性の（疎水性の）アミノ酸は水から排除され、タンパク質表面から遠ざかる。結果として、タンパク質の内側には親油的な（疎水的な）アミノ酸が集合し、タンパク質表面には水と接触するように親水性のアミノ酸が集合するようになる。水溶性のタンパク質は基本的に皆このような構造を取っている。例えば図1-15のいちばん下に示すように、非常に疎水的なフェニルアラニン側鎖が水の中に突き出ているのはエネルギー的に好ましくなく、右側のよう

に油の層（疎水的な環境）に入ることで安定化する。

　疎水結合はタンパク質の構造を決定する上で重要な力であるが、医薬分子が標的分子と相互作用する時も非常に重要な役割を果たすことが多い。

　薬は生体中の何らかの分子に影響し、その作用を増強したり、妨げたりして薬の効果を発揮する。生体と何らも相互作用しない化学物質は、毒にも薬にもならない。何もそこに起こらないからである。

　さて、生体中の分子と薬の間に働く力は決して特殊なものではなく、この節で述べてきたものである。薬の分子が生体高分子を認識する際には、水素結合、静電相互作用、ファン・デル・ワールス相互作用などの原子の間に働く力が使われる。特に方向性がある水素結合と、特定の電荷の間に働く静電相互作用が薬の作用をコントロールする上で重要である。

　ここで仮想的な薬の分子が、仮想的な標的分子を認識する様子を図1-16に示す。私たちの体内にあって、薬の分子が結合する（標的とする）相手の生体高分子がこの薬の標的分子である。この薬には水素結合、静電相互作用およびファン・デル・ワールス相互作用できる化学構造があるとする。生体高分子側に、これらの化学構造とうまく相互作用する条件があると、図1-16の上の図のように2つの分子は十分強い相互作用をすることになる。つまりこの薬は生体高分子Aによって引き起こされる生物反応を邪魔したりあるいは促進したりすることによって、薬の作用を発揮する。つまり生体高分子Aはこの薬の分子の標的分子となる。

　一方、生体高分子Bの場合には両者はうまく相互作用しないので、生体高分子Bによって引き起こされる生物反応は、この

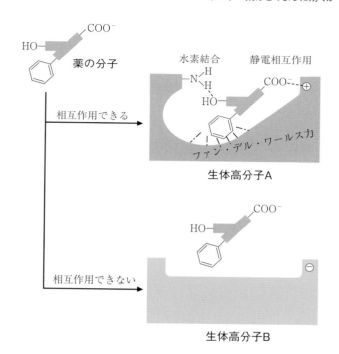

図1-16　薬と生体高分子の相互作用

薬では影響を受けない。

　この考え方はひどく原始的に見えるが、ほとんどの薬がこのように標的分子（受容体）を選び、それらと相互作用することによって、薬の作用を発揮する。

第 2 章

魔法の弾丸を求めて

バクテリアによって引き起こされるコレラ、チフス、赤痢そして結核などの伝染病は、第二次世界大戦以前には人類を脅かす非常に大きな脅威だった。伝染病との闘いは、遥か太古の昔から、人類とバクテリアとの壮絶な闘いであり、国境も人種も宗教も超えた人類共通の闘いでもある。あえて現在形にしたのは、この章の後半で述べるように、私たちはこの闘いに完全勝利したわけではなく、闘いはまだ続いているからである。したがって、この章で述べるバクテリアに対する薬は、残念ではあるが、まだ一過性のものと言うべきかもしれない。

　バクテリアも生物である。つまりバクテリアにとっての「毒」は、私たちにとっても少なからず「毒」である。「バクテリアだけを選択的に殺す」ためには、私たちとバクテリアとの区別をどうにかして付けなければならない。どんな小さな差であってもよい。この差を見つけるためには、バクテリアと私たちの生命活動に関する詳しい研究が必要である。実は、バクテリアを選択的に殺すという急務をこなす過程で、生命科学の基礎が大きく進んできたとも言える。バクテリアを殺す抗菌物質についての研究は、生命科学を発展させてきた特に大きな原動力の一つである。

　1906年に行った講演で、ドイツの医学者パウル・エールリッヒ（Paul Ehrlich）は「私たちの体内に巣くった寄生生物にまっしぐらに進んで、最終的にその破壊を行う物質」のことを初めて「魔法の弾丸（magic bullet）」と呼んだ。彼は病原微生物の体内にはその微生物を死滅させることのできる弱点があり、そこを攻めることで、その微生物を私たちの体内から駆逐できると考えた。この言わば「微生物の急所」とは微生物特有の分子である。

　もちろん、寄生生物の主たるものはバクテリアである。人類

は本当に「魔法の弾丸」を手に入れることができるのだろうか？　20世紀に入ってから、この「魔法の弾丸」を見つけるための壮大な研究が開始された。これは人類の知力を試すために課せられた試練とも言える。そして不屈の科学者たちは、一見不可能に見える数々の難問に果敢に挑戦していくことになる。

2-1　抗菌物質の歴史

　バクテリアの発見は1670年代にまで遡ることができるが、それらが病気の原因になると考えられるようになったのは19世紀に入ってからである。19世紀の後半になり、パスツール（Louis Pasteur）はある種のバクテリアが、ビールなどの発酵と密接に関わっているだけでなく、それまでに考えられていた以上に広い範囲に分布していることを見出した。同時代、コッホ（Heinrich Hermann Robert Koch）は結核、コレラ、チフスなどの伝染病を引き起こすバクテリアの存在を発見した。そして、パスツールらによってこれらの伝染病予防のためのワクチンの開発研究が行われるとともに、これらのバクテリアを殺すための化学物質の発見に多くの研究者の関心が集まった。

　免疫学への貢献でノーベル生理学・医学賞を受賞した前述のエールリッヒが、最初の抗菌物質を純粋に有機化学的に合成したのは1910年のことであった。それが図2-1に示すサルバルサンという薬で、バクテリア全般に効くわけではないが、原虫が引き起こす睡眠病やスピロヘータが原因の梅毒に有効であった。サルバルサンは言わば最初の「魔法の弾丸」であった。エールリッヒは「病原微生物の標的分子には選択的に結合するが、宿主の分子には結合しない化学物質で病気を治療する」こと、すなわち化学療法の理論を提案し、自らもそれを実行し

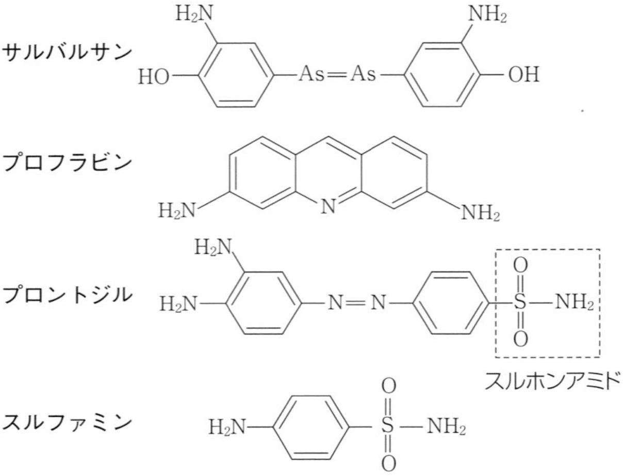

サルバルサン

プロフラビン

プロントジル

スルホンアミド

スルファミン

図2-1　各種の抗菌物質の化学構造

た。サルバルサンはペニシリンが使われるようになる1945年頃まで実際に使われた。サルバルサンの発見には、当時の第三高等学校医学部（現在の岡山大学医学部）卒業生であった細菌学者・秦佐八郎が重要な貢献をしている。実は、抗菌物質研究において日本人の研究者はいろいろな面から非常に大きく貢献してきている。

　サルバルサンの発見以降しばらくの間、病原性微生物に対する有効な化学物質は見つけられなかった。20年以上経った1934年になり、赤褐色のプロフラビン（図2-1）という化合物が、結核性の膿瘍のように皮膚の深いところにある傷のバクテリア感染に有効であることが見出された。この薬は第二次世界大戦中に多くの傷病者の手当てに実際に使われた。しかし、この薬も傷の消毒などの局所的な治療にしか使えず、血液

中にいったん侵入してしまったバクテリアに対してはまったく無力であった。

　翌1935年になり、待望の薬が発見された。プロントジル（図2‒1）と名付けられた赤色のこの薬は、連鎖球菌に感染した人を実際に救うことができた。サルファ薬と呼ばれる一連の薬の出現である。サルファ薬の名前は、これらの薬が共通にスルホンアミド基を持っていることによる。サルファ薬はペニシリンが発見されるまでは、最も重要な抗菌薬の地位を占めた。この新規開発のサルファ薬が第二次世界大戦中に北アフリカを訪問中、ひどい感染症にかかったイギリス首相チャーチルの命を救った。

　フレミング（Alexander Fleming）によるペニシリン（図2‒2）の発見はサルファ薬の発明より古く、1928年まで遡るが、はじめの頃のペニシリンは不安定で、実際に使えるようになったのは1940年である。ペニシリンは大成功であった。多くの命がペニシリンによって救われたが、全てのバクテリアに有効というわけではなかった。

　ペニシリンはバクテリアの生産する毒性物質であり、ペニシリンを生産するバクテリアが他のバクテリアに打ち勝って生存していくための、言わば自己防衛手段の一つである。このように、バクテリアが生産している抗菌物質を特に抗生物質と言う。この章の説明では、バクテリアの増殖を抑えたり、殺したりする働きを持つ物質全てに使える抗菌物質ないし抗菌薬という言葉を用いる。抗生物質は抗菌物質に含まれることになる。

　さて、様々なバクテリアが生息しており、お互いが激しい生存競争をしていることを考えると、バクテリアはペニシリン以外にも多くの毒性物質を出しているに違いない。多くの研究者が新たな抗生物質の発見を目指して研究を開始した。1944年

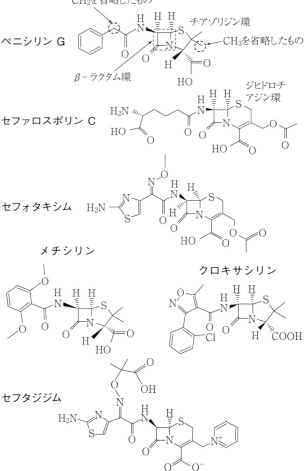

ペニシリン G

CH₂を省略したもの

β-ラクタム環

チアゾリジン環

CH₃を省略したもの

セファロスポリン C

ジヒドロチアジン環

セフォタキシム

メチシリン

クロキサシリン

セフタジジム

図2-2　ペニシリンとセファロスポリンの化学構造

化学構造式が煩雑になるのを避けるために、次のような表記をするのが習慣である。
1. 特に必要がない時にはH原子は表示しない。
2. C原子は実線の交点と端点で表す。
3. 末端にあるメチル基はMeと表すこともある。

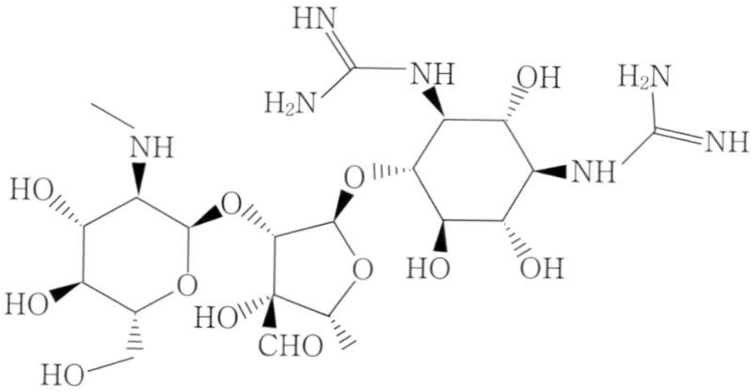

図2-3　ストレプトマイシンの化学構造

になり、結核菌に著効のあるストレプトマイシン（図2-3）
が発見された。第二次世界大戦後も次々とこの方法で新しい抗
生物質が発見され、今やバクテリアによる感染で引き起こされ
る多くの病気の治療が抗生物質で可能になっている。しかし、
バクテリアも素晴らしい生命機構を持った生物であることを忘
れてはならない。

2-2　動物とバクテリアの細胞の違い

　望ましい抗菌薬は、私たちの体を傷めずにバクテリアだけを
殺す。この虫のいい性質を**選択毒性**と言う。図2-4で一般的
なバクテリアの細胞の仕組みを見てみよう。動物の細胞（図1
-1）には細胞膜しかないが、バクテリアの細胞にはさらに外
側に細胞壁がある。動物の体の中では温度やいろいろな物質の
濃度が一定に保たれており、その中に存在する動物細胞は比較
的無防備でいられる。これに対して、バクテリアは多くの場合
単独で存在し、さらに通常バクテリアが置かれる環境は過酷で
ある。温度も湿度もそして物質の濃度も非常に幅のある環境に
耐えなくてはならない。バクテリアはそのような環境でも、こ

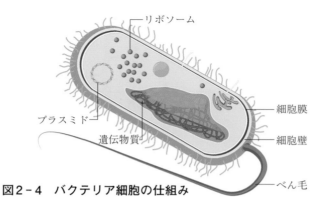

図2-4　バクテリア細胞の仕組み

の細胞壁のおかげで生きることができる。

　だから、温和な環境である私たちの体の中に侵入すると、バクテリアは爆発的に増殖する。細胞壁はSF的な表現をすれば、外界からの攻撃から内部を守る宇宙船のシールドのようなものである。このシールドを破壊されると、どんな凶悪なバクテリアもただの細胞になってしまい、動物細胞と同様に外界の変化についていけなくなる。

　動物細胞中には核があるが、バクテリアは明確な核を持たず、遺伝情報は染色体DNAおよびプラスミドと呼ばれるDNAの形で、細胞質の中にむき出しで存在する。動物細胞中では複雑な生命現象が営まれるので、その機能分担をするためにミトコンドリアなどの、より小さな構造体が存在する。これらの微小な構造体を細胞内小器官と言うが、単純なバクテリアにはこれらは不要である。動物は食物を摂り、その中から自分に必要な化学物質を利用すればよいが、バクテリアは自活しなければならない。そのため自分の活動に必要なビタミンなど多くの化学物質を自分で作る能力（酵素）を持っている。これも

動物細胞にはない特徴である。

　以上のように、バクテリアと動物の細胞の仕組みは大きく異なる。この差を上手に利用して抗菌薬は効いているのだ。

 **どのような仕組みで抗菌物質は
バクテリアを殺すのか**

　抗菌物質がバクテリアを殺すメカニズムはいくつかある。主なメカニズムについて以下見てみよう。第1は、バクテリアの細胞を守っている細胞壁の形成を妨害することである。バクテリアの細胞壁はバクテリア自身が作るわけで、そこを邪魔すればよい。ペニシリンはバクテリアが細胞壁を作る過程を妨害し、細胞壁の不完全なバクテリアにしてしまう。細胞壁を作るという作業は私たちの細胞にはないので、その意味からはペニシリンの選択毒性は高いと言える。

　第2は、バクテリアが自分に必要な化学物質を作り出す過程を妨害することである。バクテリアは私たちのような高等動物にはない物質変換の仕組みを持っているので、この仕組みを攻撃すれば私たちの細胞は無傷で済む。サルファ薬はこの作用でバクテリアの増殖を抑える。

　第3は、タンパク質の合成の妨害である。これは第2のものと類似しているが、バクテリア独自の酵素（タンパク質）を作り出す過程、すなわちタンパク質合成の過程を攻撃する。テトラサイクリンとかクロラムフェニコール（図2-5）といった抗生物質はこのように働いている。

　第4は、核酸合成の妨害である。遺伝情報を担う核酸の合成を邪魔するとコピーが作れないので、バクテリアは増殖できないか、少なくとも正常に増殖できず最終的に死滅してしまう。このやり方でバクテリアを攻撃するのが、既に述べたプロフラ

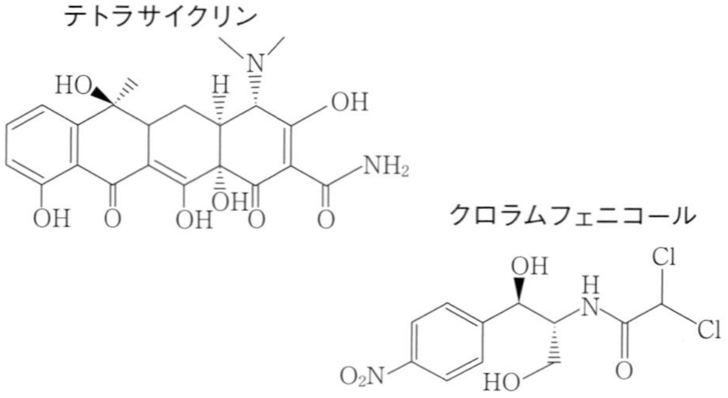

図2−5　バクテリアのタンパク質合成を妨害する抗生物質

ビン（図2−1）である。

　第5は、バクテリアだけにある細胞壁を何らかの形で破壊すればよい。そうした働きをする物質には、後で述べるリゾチームがある。リゾチームは細胞壁を食いちぎってしまうことで、バクテリアを殺すことができる。

　それでは、これらの抗菌物質が分子の世界でどのようにその役目を果たしているかを順に見ることにする。

2-4　サルファ薬の効き方

　サルファ薬は、従来サルファ剤とも呼ばれていた。「剤」とは本来「複数の薬などを調合したもの」を意味する。したがって、有効な単一の医薬分子について述べる場合には、「剤」より「薬」の方が適切である。そこで本書では、「サルファ剤」ではなく「サルファ薬」を以下用いる。

　ペニシリンの出現によって、サルファ薬は一時使用されなくなった。バクテリアへの効き方が弱いからである。しかし戦後、効き目が持続するタイプのサルファ薬が開発され、現在で

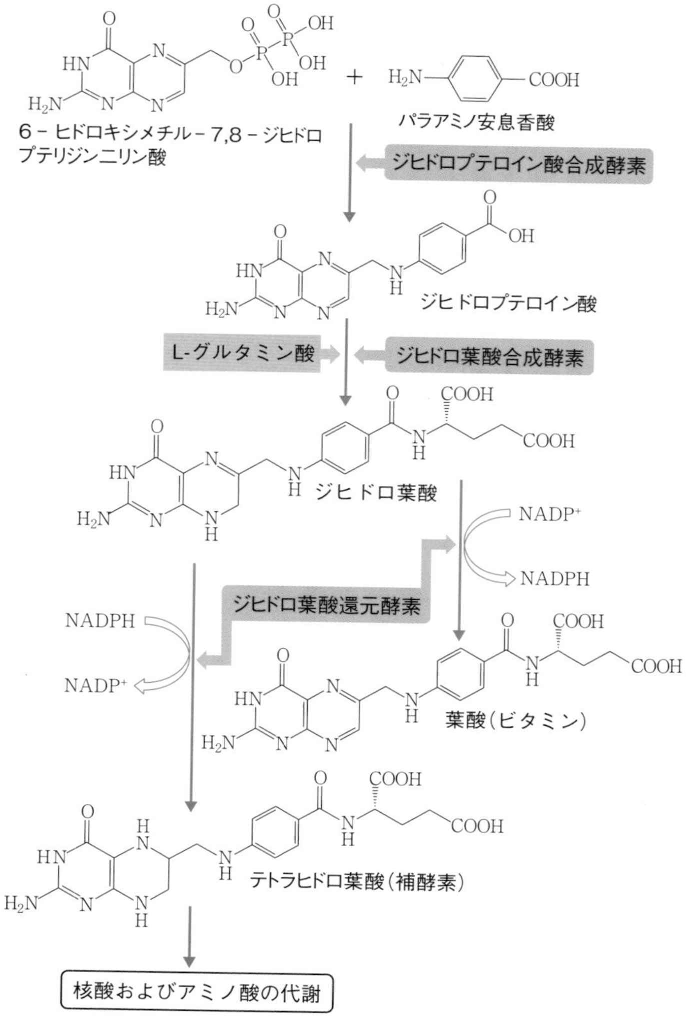

図2-6　生物体内における葉酸の合成と代謝

も抗菌作用を持つ薬として貴重な戦力になっている。

　サルファ薬はバクテリアが細胞中において葉酸（図2－6）を作り出す過程を妨害することで、バクテリアを殺す。葉酸は一種のビタミンであり、生命活動に必須である。葉酸はテトラヒドロ葉酸を作る原料であり、テトラヒドロ葉酸は核酸の合成につながる。サルファ薬は直接バクテリアの細胞を殺すのではなく、その細胞が分裂し、蔓延することを防ぐのである。防いでいる間に私たちが体力を回復し、私たちの体に本来備わっている治癒力でバクテリアを駆逐するのである。

　抗菌物質には殺菌作用（バクテリアを実際に殺す作用）を持つものと、静菌作用（バクテリアの増殖を抑える作用）を持つものがあるが、サルファ薬は明らかに後者の作用を持っている。前者の代表としてはペニシリンがある。したがって、ペニシリンはサルファ薬の働きを代行することはできない。サルファ薬が得難い抗菌物質である理由が、ここにもある。

　プロントジルのようなサルファ薬は私たちの体に入ると代謝をすぐさま受け、スルファミン（図2－7）という化合物に変化する。実際に抗菌作用を示す分子はこのスルファミンである。図2－6に示されるように、葉酸がバクテリアの中で合成される場合には、原料としてパラアミノ安息香酸が通常使われる。合成の作業はジヒドロプテロイン酸合成酵素というタンパク質が担当する。ところが、スルファミンはこのパラアミノ安息香酸に化学構造が非常に似ているために（図2－7）、この酵素がスルファミンを原料と間違って取り込んでしまう。その結果、本来の原料であるパラアミノ安息香酸はもはや酵素に結合できなくなってしまい、葉酸が作れなくなってしまう。

　バクテリアの中には葉酸ができなくなると、原料のパラアミノ安息香酸の量が少ないかと思い（？）、一生懸命この原料の

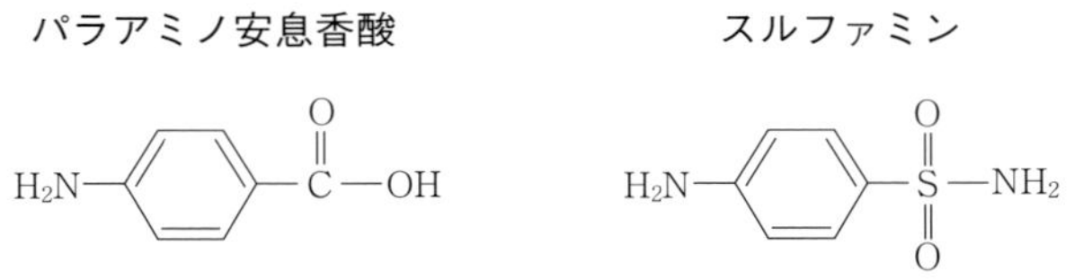

パラアミノ安息香酸　　　　　　スルファミン

図2-7　パラアミノ安息香酸とスルファミンの化学構造の比較

増産に励むバクテリアが出てくる。当然原料が増産されれば、バクテリアの生存に必要な葉酸が確保される。サルファ薬に対して生き残りを賭けたバクテリアの抵抗である。このような薬に対する抵抗を、薬に対するバクテリアの耐性と言う。この耐性が現れると、やむを得ず、サルファ薬の投与量を増加しなくてはならない。

　葉酸はバクテリアにとっても必要だが、私たちにとっても必須のビタミンである。では、どうしてサルファ薬は私たちに対してほとんど影響を与えないのだろうか？

　実はヒトは体内で葉酸を作れないので、食物から葉酸を摂取している。ヒトはこのビタミンの細胞膜透過を助けるタンパク質を持っているので、外からこのビタミンを取り入れることができる。しかし、バクテリアはこのタンパク質を持っていないので、細胞の外からこのビタミンを取り込むことができないのである。

　以上のように、サルファ薬はヒトとバクテリアの葉酸に対する代謝の仕組みの違いを巧みに活用して、バクテリアを選択的に攻撃することに成功している。古い薬ながら、今でも人間にとって非常に頼りがいのある抗菌薬である理由がここにある。

　図2-6を見て、最終的に核酸やアミノ酸の代謝を妨害する

トリメトプリム   スルファメトキサゾール

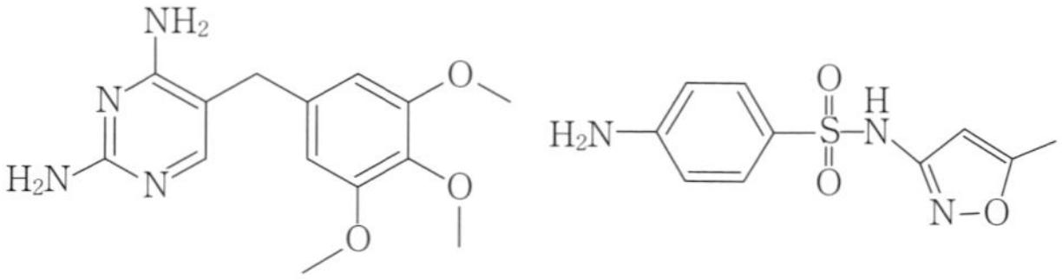

図2-8　葉酸の代謝を妨害するトリメトプリム

ためなら、何もジヒドロプテロイン酸合成酵素にこだわる必要
もないだろうと思った読者も多いだろう。そのとおりである。
この図の中でオレンジ色で示したどの酵素の働きを妨害して
も、目的は達成できる。別の言い方をすると、図2-6のどの
酵素も標的分子になり得る。

　例えば、この図の第3段階で働くジヒドロ葉酸還元酵素
（dihydrofolate reductase：DHFR）の働きを妨害してもよ
い。実際にDHFRの働きを阻害できるトリメトプリム（図2
-8）という医薬分子は、抗菌薬として使われている。葉酸以
降の代謝はヒトでも行われるので、当然ヒトもDHFRという
酵素を持っている。しかし、トリメトプリムは賢いことに、バ
クテリアの酵素の働きを優先的に妨害してくれる（図2-9）。
同じ働きをする（化学反応を行う）酵素でも、ヒトの酵素とバ
クテリアの酵素では通常かなりの相違がある。

　DHFRは分子中央にあるくぼんだ所で葉酸を捕らえ、それ
をジヒドロ葉酸に変える（還元する）。トリメトプリムはその
場所に結合して占有し、葉酸が反応できないようにしてしま
う。トリメトプリムはDHFRと強く結合するので、両者が結
合した状態（これを複合体と言う）で結晶を作ることができ

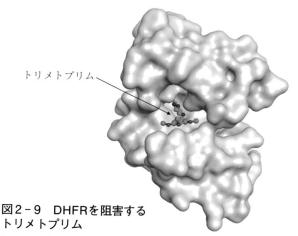

トリメトプリム

**図2-9　DHFRを阻害する
トリメトプリム**

トリメトプリムの水素原子は省略してある。以後の図でも、標的
分子に結合した医薬分子の水素原子は原則として表示しない。

る。この複合体のX線解析を行うと、両者がどのように結合して
いるのかを分子レベルで明らかにすることができる。図2-
9の構造はそのようにして求められたものであり、言わばトリメ
トプリムがDHFRを標的として攻撃している現場を捉えた
ものである。

図2-6のように、生体内での物質変換の詳細が分かると、
その変換の鍵を握るタンパク質の働きをコントロールすること
ができる。この場合には、バクテリアの増殖を抑えることがで
きる。日本では、トリメトプリムはスルファメトキサゾール
（図2-8）というサルファ薬と一緒に投与されるのが一般的
である。スルファメトキサゾールはジヒドロプテロイン酸合成
酵素を阻害する。このように2種以上の医薬分子を含む医薬品
を合剤と呼ぶ。この合剤は尿路感染症や肺炎の治療に用いられ

ている。

　もう一度図2-6を見てみよう。この合剤はジヒドロプテロイン酸合成酵素とジヒドロ葉酸還元酵素という2つの標的分子の働きを阻害することになる。当然のことながら、各々の医薬分子を単独で用いるより、効果的にバクテリアの増殖を抑えることができる。このように複数の標的分子を同時に阻害して、相乗的に効果を上げることはよく行われていることである。

2-5　ペニシリン

　東京下町の谷中天王寺に、かつて笠森稲荷というお稲荷さんがあったと伝えられている。実は筆者の母方の一族の墓がここにある。この笠森稲荷は徳川家康が摂津の国、今の高槻市の笠森稲荷を天王寺の前身である谷中感応寺に移したものとされている。なぜ家康は笠森稲荷を移したのか。今は天王寺にこのお稲荷さんはないが、同じ高槻から移されてきた笠森稲荷が、瘡守薬王菩薩と名を変えて谷中大円寺に今でもある。瘡とは「できもの」とか「腫れ物」を意味する。

　16世紀の終わり、小牧・長久手の戦いのおりに、家康の背中に大きな腫れ物ができ、非常に危険な状態になった。家康の命を救ったのが、摂津の国の笠森稲荷の土団子に生えた青カビであったという。この青カビをその腫れ物に塗ったところ、その腫れ物は完治し、九死に一生を得たことから、家康はこのお稲荷さんの江戸へのご来臨を願ったというわけである。この言い伝えがどの程度正しいかは定かではないが、もし本当だとするなら、多分今で言うペニシリンによって家康の命は救われたことになる。フレミングの発見より300年以上も前のことである。

　カビが生産する物質がバクテリアの増殖を抑えることは、

1877年にパスツールらが見つけている。しかしそれらの物質は同時にヒトにも有害であった。1928年にフレミングが青カビ（*Penicillium*）の培養液中に、その周囲の雑菌の生育を強く阻害する物質のあることを発見した。その人体への毒性が低いことを証明するには、さらに数年の研究が必要であった。フレミングはこの物質の人体に対する毒性が非常に低いことを示したが、同時にこの物質は極めて不安定で、そのものとして取り出すことは不可能という結論を残念ながら出した。

　その後、フレミングの発見から10年経った1938年、フローリー（Howard Walter Florey）とチェイン（Ernst Boris Chain）はこの取り扱いの難しい物質を取り出すことについに成功した。現在ではインスタント・コーヒーなどの製法にも広く使われている凍結乾燥という当時のハイテクノロジーがそれを可能にした。

　1941年になり、まだまだ不純物を多く含んでいたが、分離したこの物質を用いて感染症の治療実験が始められた。驚異的な成功であった。いったいペニシリンという驚異の物質はどんな化学構造をしているのだろうか。多くの有機化学者がその謎解きに挑戦した。

　提案されたその化学構造は、当時の有機化学者の常識からは考えられないものだった。炭素原子6個からなる環、例えばベンゼン環などは安定に存在できるが、環を構成する原子の数が少なくなると、分子にひずみが生じて、一般に不安定になる。ところが、このペニシリン（ペニシリンG）（図2−2）には5員性（チアゾリジン）と4員性（β−ラクタム）の環があり、さらにそれらがくっついている（縮合している）。本当にこんな化学構造を取れるのだろうか？

　この問題にスマートな決着をつけたのは、イギリスの化学者

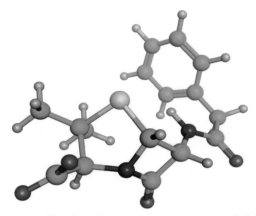

図2 - 10　X線解析で得られたペニシリンGの立体構造

ドロシー・ホジキン（Dorothy Crowfoot Hodgkin）であった。彼女はペニシリンGのX線解析に成功し、その構造を一点の疑いもないものにした。果たして、図2 - 2の化学構造が有機化学者の懸念にもかかわらず、正しいことが証明された。

　その後、この快挙に刺激され、多くの天然由来の複雑な有機化合物の摩訶不思議な化学構造が、X線解析によって次々に明らかにされていった。図2 - 10にホジキンが得たペニシリンGの立体構造を示す。彼女はこの後、ビタミンB_{12}やインスリンのX線解析に成功し、1964年にノーベル化学賞を授賞した。余談ながらホジキンのオックスフォード大学時代の学生の中に、かつて「鉄の女」と呼ばれた元イギリス首相サッチャー（Margaret Hilda Thatcher）がいる。

　図2 - 10に示すようにペニシリン分子は平面ではなく、少し折り曲がった立体構造を取っているが、立派に安定な分子として結晶にすることができたのである。ペニシリンは青カビの

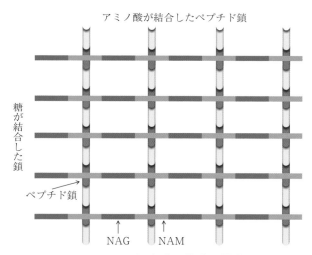

アミノ酸が結合したペプチド鎖

糖が結合した鎖

ペプチド鎖

NAG　NAM

図2-11　細胞壁の構造の模式

中で、アミノ酸であるシステインとバリンから作られる。青カビが生存競争に勝つために作製した強力な武器と言えよう。

　それでは、ペニシリンはどのようにバクテリアを殺すのだろうか？　既に述べたように、バクテリアは極めて過酷な条件で生きねばならず、そのためには頑丈な細胞壁が必需品になる。この細胞壁は動物細胞にはなく、バクテリアを選択的に殺す、つまり選択毒性を考える上で、抗菌薬の格好の攻撃対象（標的）になる。

　細胞壁の構造の模式を図2-11に示す。細胞壁はペプチドグリカンと呼ばれる物質からできている。ペプチドグリカンは、アミノ酸と糖から作られている。使われる糖は2種類しかなく、一つはN-アセチルグルコサミン（NAG）、もう一つはN-アセチルムラミン酸（NAM）と呼ばれる。この図におい

て、これらの糖が横につながって、細胞壁となる繊維の横糸を作り上げる。このままでは強度的に弱いが、NAMには複数のアミノ酸が縦方向に結合していて、それらがさらに結合することにより縦糸を作り、補強している。

　具体的には図2‐12に示すように、NAMに結合したアミノ酸のうち、グリシン（Gly）とD‐アラニン（D-Ala）が結合して、糖同士の結合に対して垂直方向につながり、全体として網目の構造を作って壁をしっかりと補強し、細胞内のものを外に漏らさないようにしている。D‐アラニンのDはミスプリントではない。私たちの体を作るアミノ酸は全てL型であるが、バクテリアの中にはこのようにD型のアミノ酸を作って利用しているものが少なくない。

　アミノ酸同士を結合して、この補強を行う働きをするのがトランスペプチダーゼ（D‐Dペプチダーゼ）という酵素である。ちょうどパッチワークでパッチを縫い合わせる役目をこの酵素は持っている。図2‐12のようにNAMの下についたペプチド鎖のうちD-Ala-D-Alaという末端部分から2番目のD-Alaと隣のペプチドのGlyの間をこの酵素はつなぐ。これをもう少し詳しく見てみよう（図2‐13）。端から2番目のD-Alaが酵素の活性部位に捕らえられ、2番目と1番目のD-Alaをつなぐ結合が切れる（図2‐13（1））。切れた部分に隣のペプチド鎖のGlyが結合する（（2））。酵素による縫い合わせが終了すると、縫い合わされた部分は酵素から離れていく（（3））。

　一方、ペニシリンのβ‐ラクタム環には、ペプチド結合があるので、この酵素はこの結合も切断できる（図2‐13（1′））。しかし、β‐ラクタム環は環状であるので、ペプチド結合は切れても分子が2つに分かれることはなく、酵素に結合したまま

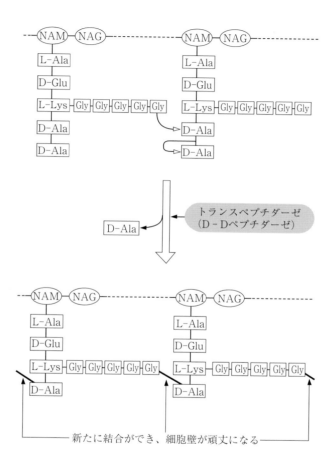

図2-12　バクテリアの細胞壁の構造

トランスペプチダーゼによるペプチドグリカン構造の補強。

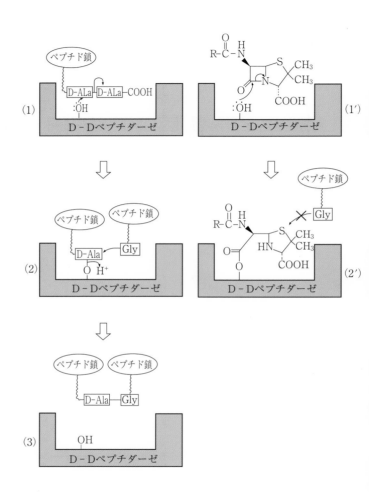

図2-13　D-Dペプチダーゼの本来の働きとその働きを邪魔するペニシリン

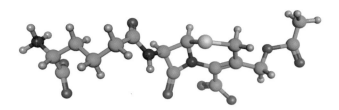

図2－14　セファロスポリンCの立体構造

になってしまう。したがって、この残った部分が邪魔して隣の鎖のGlyを近づけさせない（（2'））。つまり、ペニシリンは自らが分解して酵素に結合し、この酵素の働きを妨害する。結果としてペプチドグリカン中の網目の補強ができず、隙間だらけになってしまう。バクテリア細胞内の圧力はかなり高いので、細胞質はこの隙間から外に押し出されてしまい、バクテリアの細胞は破壊してしまう（溶菌と言う）。

　セファロスポリン（図2－2）という分子もペニシリン同様、4員性のβ－ラクタム環を持つ抗菌物質で、ペニシリンと基本的に同じ作用をすることが知られている。セファロスポリンCという分子は、1948年にサルディーニア島の下水道で見つかった菌から発見された。ペニシリンの時と同じように、その化学構造式を決めるのに実に10年以上もかかった。1961年になり、やっと図2－2のような化学構造であることが、やはりホジキンによるX線解析により明らかにされた（図2－14）。ペニシリンによく似ているが、6員性のジヒドロチアジン環がβ－ラクタム環に付いている。6員環が結合したことによりだいぶ分子の安定性は高くなったが、やはり反応性に富んでいることには違いない。

　セファロスポリンの骨格も、ペニシリンと同様にシステイン

とバリンというアミノ酸を原料に菌の中で合成される。セファロスポリンC自身は毒性も弱いが抗菌作用も弱く、抗菌性の化合物としては非常に影のうすい化合物だった。しかし、ペニシリンの効かない菌に有効であることと、化学合成の手法でこの化合物を出発にいろいろと異なる化合物を作ることが可能であることから、多くの有効な抗菌薬がセファロスポリン骨格から作られ、現在でも臨床的に用いられている。ペニシリンやセファロスポリンのようにβ‐ラクタム環を持った抗菌薬をβ‐ラクタム系抗菌薬と呼ぶ。

　セファロスポリンから出発して作られ、1980年代に実用化された化合物にセフォタキシム（図2‐2）という抗菌薬がある。この分子は後で述べる耐性菌に対しても強い抗菌活性を示す。ノックス（James R. Knox）らは放線菌R61というバクテリアの一種から取ったD‐Dペプチダーゼの働きがこのセフォタキシムによって阻害されている様子をX線解析で見事に捉えた（図2‐15）。

　まずこの酵素全体の立体構造を見てみると、大きく分けて2つの部分（ドメイン）からなる。分子の上のドメインは全てαヘリックスの領域になっており、下のドメインは反平行のβシートがその両面をヘリックスで囲まれる形を取っている。それら2つのドメイン間にできた「くぼみ」にセフォタキシムは結合している。セフォタキシムが結合している部分を図2‐16に拡大した。セリン62（Ser62）がβ‐ラクタム環を捕まえている（環は既に酵素によって切断されている！）。Ser62は摸式図2‐13で酵素側に示したOH基を持つアミノ酸に相当する。セフォタキシムが結合する部分は、おおよそプラスに帯電した領域である。

　図2‐17に酵素に結合したセフォタキシム自身の構造を取

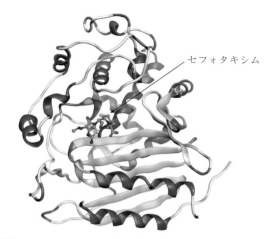

セフォタキシム

図2-15　D-Dペプチダーゼの働きを阻害する
セフォタキシム

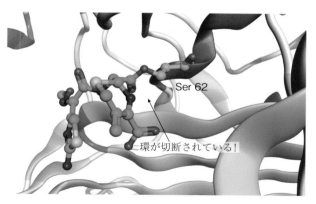

Ser 62

環が切断されている!

図2-16　D-Dペプチダーゼの働きを阻害するセフォ
タキシム（拡大図）

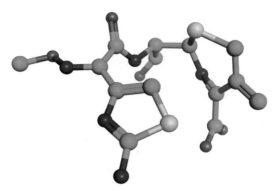

図2-17　D-Dペプチダーゼに結合しβ-ラクタム環
が開裂したセフォタキシム

り出して示した。セファロスポリンCの構造と比較すると、特
にβ-ラクタム環部分について両者は明らかに異なる。X線解
析の結果は見事にβ-ラクタム環が開裂された様子を捉えてい
る。このように、セフォタキシムは酵素に結合し、ペプチドグ
リカンの合成を妨害してバクテリアを殺す。

　セフォタキシムは自分自身が半分分解されながら、健気にも
憎きバクテリアの防御機構の中枢に食らいついて離れず、シー
ルド破壊のミッションを果たしているのである。

2-6　バクテリアのタンパク質合成を阻害する 抗菌薬

　哺乳類の成体の細胞のうち、比較的速く増殖している細胞で
も、1回の細胞分裂に12〜36時間かかる。これに対して、バ
クテリアの増殖はずっと速い。例えば大腸菌は約20分に1回
の速さで細胞分裂をして増殖する。悪名高き腸炎ビブリオ菌の

場合にはもっと速く、10分に1回も増殖する。

　ちなみに、食中毒菌を10万個以上食べると食中毒症状が出ると言われている。大腸菌1個から出発すると、生育環境がよければ、6時間で20万個を軽く超える。食中毒シーズンの食品管理はいかに大切かが分かる。腸炎ビブリオ菌であれば、3時間でその数に達するので、朝8時に付いた1個の菌が4時間後の昼食時には、1500万個を遥かに超えてしまう。

　細胞分裂して新しい細胞を作るには、たくさんのタンパク質が必要になる。バクテリアでもヒトでも、自分に合ったタンパク質をアミノ酸から合成しなければならない。

　細胞内でタンパク質を合成する場所はリボソームで、この細胞内小器官の構造は基本的にバクテリアでもヒトでも変わらない。リボソームは核酸タンパク質からなる巨大分子であり、タンパク質の合成装置である。バクテリアの増殖速度は圧倒的に速い。したがって、このリボソームの働きを妨害する医薬分子を投与すると、バクテリアの方が先にタンパク質不足になり、その増殖が大きく抑えられる（静菌作用）。バクテリアは少数しかいないと何もできないただの単細胞なので、その残党は早晩私たちの生体防御機構（免疫）によって破壊される。もちろんヒトのリボソームも少なからず妨害される。「肉を切らせて骨を切る」の戦法である。

　リボソームの働きを妨害して抗菌作用を示す医薬分子はいろいろあるが、ここではテトラサイクリン類という抗生物質について述べる。テトラサイクリン類はもともと放線菌というバクテリアが、他のバクテリアを抑えて生き残るために開発した武器である。テトラサイクリン類の特徴は、図2-5のテトラサイクリンのように4つの環構造を分子内に持つことである。テトラは4を、サイクルは環状構造を意味する。

クロルテトラサイクリン

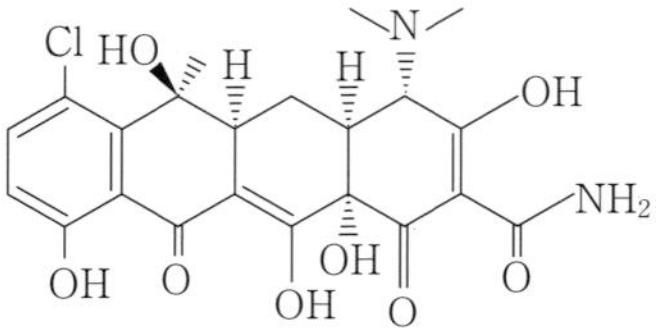

ドキシサイクリン

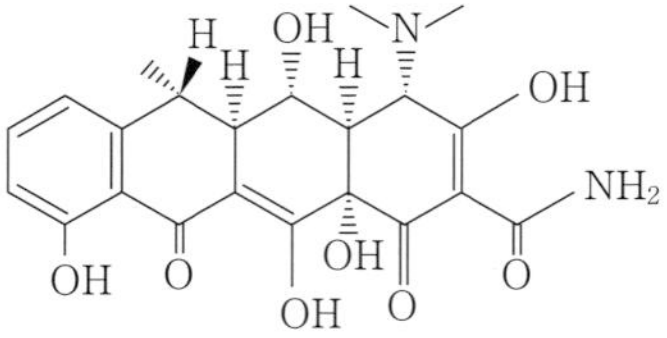

図2-18　テトラサイクリン類の化学構造

　テトラサイクリン類の一種、クロルテトラサイクリン（図2
-18）は1950年代に導入され、大きな成功を収めた。その主
な理由はペニシリンと違って経口投与（口から飲むこと）が可
能であること、非常に幅の広い抗菌作用を持つ（抗菌スペクト
ルが広い）こと、そしてペニシリン・ショックなどの急性の副
作用を示さないことなどであった。

　筆者が未就学児だった1950年代には、まだペニシリンが主
流であった。疫痢や赤痢が頻発していた時期なので、下痢など
で発熱するとペニシリンをよく注射された。当時のペニシリン
は経口投与ができないため、注射するしかなかった。子供の場
合には、たいがいお尻に注射される。

　我が家のホーム・ドクターは既に中年とはいえ女医さんで、
家族に抑え込まれ、その女医さんにお尻を「ぺろっ」と剝かれ
るのは、子供心に屈辱的だった。こちらが覚悟を決めているの
に、妙に説得されるのも嫌だった。何しろ下痢をしているのだ

から、何が起こるのか分からないという不安もあった。注射されて泣いた記憶はないが、もし泣いたとすると、その痛みからではなく、むしろ精神的な苦痛からだったと思う。

　小学校に上がる頃になり、その苦痛から解放された。テトラサイクリンの出現である。テトラサイクリンは経口投与できる薬だったのである。当時のカプセルは飲み難かったが、お尻を「ぺろっ」と剝かれる屈辱感から比較すると天国と地獄であった。

　テトラサイクリンは、幅広くバクテリアの増殖を抑制してしまうという長所にも短所にもなる性質を持っていた。これが短所として働く人たちでは、消化器官に副作用が出た。しかし、少なくとも筆者にはテトラサイクリンは非常によく効き、かつ副作用らしい副作用はほとんど出なかった。子供心にも、テトラサイクリンはすごいと思い、それを作った人はどんな人かと考えたり、外国の研究室の様子などを想像したものである。筆者が薬の研究に携わるようになってからも、患者に優しい投与方法がいつでも気になるのは、この子供の頃の体験が裏にあるからかもしれない。筆者が主にお世話になったのは塩酸テトラサイクリン（テトラサイクリンの塩酸塩）であったが、現在ではその改良型のドキシサイクリン（図2 - 18）なども使われている。

　さて、テトラサイクリンがどのように効くのかを分子レベルで見てみよう。図2 - 19に示すように、バクテリアの70Sリボソームは50Sと30Sという粒子からなっている。Sは水中で遠心分離をした時に、どれだけ沈みやすいかを示す単位（沈降係数）で、値の大きい方がより沈みやすいことを示す。沈降係数は単純に重さに比例しないので、50と30を足しても80にならない。

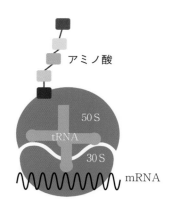

アミノ酸

50 S

tRNA

30 S

mRNA

図2-19　バクテリアのリボソームの構造と働き

　バクテリアの場合、細胞質内のDNAの情報に従ってタンパク質は合成される。しかし、DNAの情報は大切なので、その情報を直に使うのではなく、その情報をいったんRNA（ribonucleic acid：リボ核酸）という分子に写し取ってから使う。RNAは細胞質にあるリボソームにタンパク質合成の情報を伝える。そこで、このRNAのことをメッセンジャー RNA略してmRNA（運び屋RNA）と呼ぶ。図に示すように、リボソームではmRNAの情報に従って20種類のアミノ酸をつないでいく。リボソームまでアミノ酸を運んでくれるのが、転移RNA（transfer RNA、略してtRNA）である。tRNAが、mRNAの情報に合ったアミノ酸を一つずつ運んできて、それがリボソーム上で次々につながっていく。ちょうど異なる色のビーズを糸に通して、ネックレスやブレスレットを作っていくようなものである。この図から分かるように50Sと30Sは共にタンパク質合成機械の重要な部品である。どちらの働きが損な

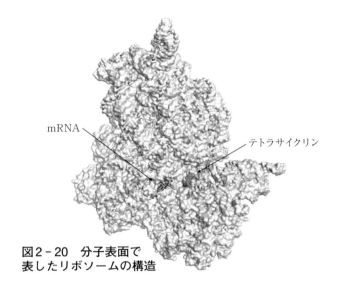

mRNA

テトラサイクリン

**図2-20　分子表面で
表したリボソームの構造**

われてもタンパク質合成は正常に進まない。

　テトラサイクリン類は、このうち30Sに強く結合して、その
働きを妨害し、最終的にタンパク質合成を阻害する。実際にテ
トラサイクリンがバクテリアの30Sサブユニットに結合する様
子は、X線解析によって明らかにされている。リボソームは巨
大な分子で、RNAと複数のタンパク質からなる複雑な構造を
取っており、図2-20に示すように30Sは大きく分けて2つの
塊からなる。2つの塊の間には溝がある。テトラサイクリン
は、小さな塊の溝に面する表面に結合している。この位置は、
X線解析以外の方法で予測されたテトラサイクリンの結合部位
と一致する。図2-21では、リボソーム自身のRNA（これを
rRNAと呼ぶ）を灰色の紐で表した。大部分がrRNAからな
り、その周囲をタンパク質が囲んでいる様子が分かる。

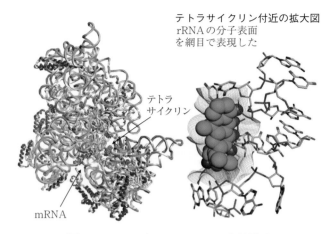

テトラ
サイクリン

mRNA

図2-21　リボソーム32S の立体構造

mRNA は実際には長いが、この図ではその断片を示した。mRNA は大きな塊の溝に面した表面に結合している。その右上に、テトラサイクリンが結合している。この図から、テトラサイクリンが、mRNA の情報を読みに来る tRNA の接近を妨害していることがよく分かる。

　過去の一時期、テトラサイクリンは家畜や家禽（かきん）の餌に混ぜられ大量に使用された。テトラサイクリンの抗菌スペクトルは広いので、しばらくの間はこれらの動物の感染症を防ぐことができ、その生産性を上げるのに大きく貢献した。しかし当然のことながら、次第にテトラサイクリンの効かない耐性が多くの菌に出現することになり、後年、このような言わば愚行に対して、大きなしっぺ返しを受けることになった。抗菌スペクトルが広いということは、耐性菌の出現という観点から見ると、まさしく諸刃の剣になる。

　リボソームを標的とする抗菌薬は、多くの人類にとってかけがえのない医薬分子であり、今後も続くバクテリアとの闘いにおいても、貴重な戦力である。これらの抗菌薬の働きを分子レベルで理解することは、耐性を獲得したバクテリアに対して新しい抗菌薬を開発・発見していく上で非常に大切なことである。相手の状況が分からないと、攻めようもないからである。そのためには、リボソームの構造とその働きとの関係を知ることは極めて重要である。

　リボソームのX線解析の研究は、アダ・ヨナス（Ada Yonath）というイスラエルの女性科学者によって主に行われてきた。ヨナスはエルサレムの貧しい家庭に生まれたが、両親の教育に対する理解と彼女の頑張りで高等教育を受け、イスラエルにおける科学研究の中心の一つであるワイツマン研究所で博士号を取った。

　リボソームの構造研究の始まりは40年近く前に遡る。当時、このような巨大な分子が実際に結晶になる可能性について、多くの専門家が疑問を持っていた。またリボソーム全体の構造が分かっても、それがいったい何の役に立つのかという声もあった。したがって、当初彼女の研究の評価は低く、援助者にも恵まれなかった。X線解析で構造を知るためには、まず良質のリボソームの結晶を作る必要がある。周囲の憶測どおり、この最初の大きな問題との格闘から、四半世紀にもわたる彼女の闘いが始まった。研究成果が出ない期間が長く続いた。定期的に開かれる学会で、ほとんど前回から進捗していない様子を知った他の学者の中には、リボソームの構造研究の無意味さを公言する人も少なくなかった。

　結晶がやっと得られた後も、彼女の苦労は続いた。当時、巨大分子の結晶からのX線回折データを取る施設は世界的にも限

られていた。リボソームのような巨大な分子の結晶解析には非常に強いX線を作り出せる放射光が必須だったからである。ヨナスは、筑波研究学園都市にある放射光施設にも実験のためにたびたび訪れた。その訪問の様子は既に伝説になっている。放射光施設は、複数の研究者が順番待ちをして使用するのが普通である。しかし、時に予定していた実験者が何らかの理由で使用できなくなり、その実験時間（シフトと呼んでいる）が空いてしまうことがある。ある時、直前にキャンセルされたシフトを使うために、ヨナスはクーラー・ボックスに入れたリボソーム結晶を携えて成田に降り、その日のうちにタクシーで筑波まで直行して実験をしたという。最終的に、ヨナスはリボソームの構造解析に成功し、一連の研究功績が認められ、2009年にはノーベル化学賞を受賞した。ヨナスの粘り強さと信念には頭が下がる思いである。

　最近、日本の大学の多くでは１年ごとに教員の業績評価が行われる。５年間も研究業績がなければ、降格や減俸などの厳しい処分のある大学もある。したがって、教員は短期的に結果の出る研究に走ることが多くなっている。ヨナスが成し遂げたような研究を、現状の日本で行うことは決して容易ではない。

2-7　バクテリアとの果てしなき闘い

　種々の素晴らしい抗菌薬の発見により、私たちの寿命は格段に延びた。しかし、抗菌薬によって私たちはバクテリアに完全に勝ったわけではなかった。生命の素晴らしい分子メカニズムは、バクテリアにもこの抗菌薬から生き延びるチャンスを与えているからである。バクテリアも抗菌薬にやられっぱなしではない。細胞膜を変化させて薬が細胞内に入ることを防いだり、薬を破壊するタンパク質（酵素）を作り出したり、あるいは薬

で攻撃される弱点を補強したりすることなどにより、バクテリアは反撃に出た。もちろん、この反撃のメカニズムさえ分かれば今度は私たちが再びバクテリアを叩く方法を見つけることができるはずである。果たして、うまくいくのだろうか。

　バクテリアがどのように反撃するか、ここで簡単に見てみよう。バクテリアは非常に活発に細胞分裂する。特に私たちの体内のように、生育に適する場所においてはなおさらである。細胞分裂は遺伝子をコピーすることによって進むが、コピーはいつでも完全というわけではない。非常にたくさんのコピーをしていく間に、間違いも起こる。その間違いの中にたまたま抗菌薬に耐える性質（耐性）を持つものが現れると、これが生き延び、さらに増殖することが考えられる。このコピーのミスを、突然変異と言う。

　お医者さんから薬を受け取る時に、「症状が良くなっても、5日間はきちんと飲んでください」などと言われることがある。これは5日間連続して抗菌薬を投与して、バクテリアを徹底的に叩き、突然変異によってバクテリアが生き延びるチャンスを与えない戦術である。熱も下がったし、体もだいぶ楽になったからといって、中途半端に薬を止めると、バクテリアに反撃するチャンスを与えてしまう。一度、その薬から生き延びる術を得たバクテリアには、最初の薬はもはや効かない。バクテリアは、少なくともその薬に対しては武装してしまっているからだ。

　もちろん突然変異は薬ばかりで引き起こされるわけではないので、何もしなくてもバクテリアは増殖に伴い変化する。実は抗菌薬が発見される前から保存してあったバクテリアの中に、バクテリア自身にとっても未知の抗菌薬に対して既に耐性を持っているものがある。逆に言うと、多くのバクテリアがそのよ

うな耐性を固有の性質として当初は持っていなかったために、抗菌薬は大きな成功を収めたとも言える。幸い、突然変異で性質の変わるバクテリアの数は、はじめは極めて少ない。早い話が偶然によるのだから、希少である。

バクテリアは私たちに寄生するが、バクテリアに寄生する生物（と言ってよいかどうか）もいる。バクテリオファージという機械みたいな形をした、生物と無生物の境界にいるような物体である。バクテリオファージはバクテリアに感染し、厄介なことにこの耐性に関係している遺伝子（プラスミド：図2－4）を次から次へとバクテリアにばらまいてしまう。その結果、多くのこれまで耐性のなかったバクテリアが耐性を持つことになる。

今では抗菌薬は人間だけでなく、家畜にも養殖魚にも投与されており、そこでも抗菌薬に曝されたバクテリアの必死の生き残り作戦の結果、私たちにとってはより質の悪いバクテリアが生まれることになる。時々ニュースの中でもクローズアップされる院内感染の問題がこれである。病院では各種の抗菌薬が多量に使われる。抗菌薬なしの医療は今ではまったく考えられない。病院は患者や医師にとってはもちろん生死を賭けた病気との闘いの最前線であるが、バクテリアたちにとっても修羅場である。すなわち、彼らにとっても、耐性獲得に生きる望みを託した、種の存続を賭けた闘いの場である。

さてバクテリアの耐性とは、分子レベルで見ると、具体的にどういうことなのだろう？　既にサルファ薬のところで述べたように、Aという物質からBという物質を作る酵素が薬で狙い撃ちされて、バクテリアの生存に必要なBという物資が不足すると、バクテリアは原料のAを増産し、必要量のBの確保を図る。これも立派な耐性である。

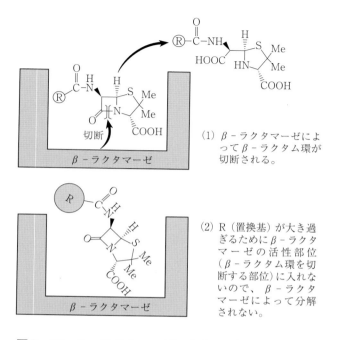

(1) β-ラクタマーゼによって β-ラクタム環が切断される。

(2) R（置換基）が大き過ぎるために β-ラクタマーゼの活性部位（β-ラクタム環を切断する部位）に入れないので、β-ラクタマーゼによって分解されない。

図2-22　β-ラクタマーゼによるペニシリンの分解とそれを防ぐ方法

　ここではもう一つの例として、ペニシリンに対する耐性について見てみよう。1960年代に入って、ペニシリンGが効かない黄色ブドウ球菌が大きな問題になってきた。この時期に既に病院で感染する黄色ブドウ球菌の大部分はペニシリンに耐性になっていた。この耐性になったバクテリアを調べると、β-ラクタマーゼという酵素を持っていることが明らかになった。この酵素はペニシリンを図2-22のように見事に分解してくれる。この酵素をいったんバクテリアが獲得すれば、どんなに多

量にペニシリンを使っても、バクテリアはばっさばっさとペニシリンを切っていってしまう。

　賢い人類は、バクテリアからの言わばこの王手に対して、次のような手を編み出した。β−ラクタマーゼによって、β−ラクタム環が切られるためには、まずβ−ラクタム環がこの酵素に結合しなくてはならない。それなら、β−ラクタム環が酵素に結合できなければよい。簡単な話である。もしβ−ラクタム環が結合する酵素上の「くぼみ」部分の大きさに制限があれば、大きな置換基（複数の原子が集合して作られる部分化学構造）なら結合の邪魔になるだろうと考えるのである（図2−22）。

　さっそく有機化学者がペニシリンの化学構造を変える作業に取りかかった。β−ラクタム環はペニシリンの作用をする部分なので、この部分には手をつけられない。この方針のもと、ペニシリンGのベンゼン環に−OCH_3という嵩高い置換基が2つも付いたメチシリン（図2−2）という分子を作ってみた。この分子は狙いどおり耐性を獲得したバクテリアに効果を示し、前述の危機的状況を救った。一時期、メチシリンは耐性菌に対する有効な抗菌薬として使われた。しかし胃酸に弱く、経口剤として使用できない、副作用が強いなどの理由により、現在では使われていない。

　その後さらに改良が加えられ、現在はクロキサシリン（図2−2）のように内服もできるような耐性ブドウ球菌用ペニシリンが使われている。しかしこれらの耐性対策用のペニシリンの効き目は、耐性のないバクテリアに対してはあまり高くない。そこで例えばこのクロキサシリンはアンピシリンという別のペニシリンとの合剤で使われている。いずれにしても、目下感染しているバクテリアが耐性菌かどうかを見極めてから、ペニシ

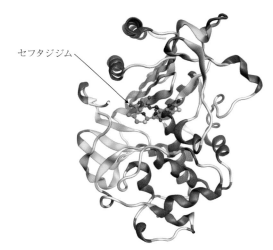

セフタジジム

図2-23　β-ラクタマーゼに結合したセフタジジム

リンを選ぶことが極めて重要である。

　耐性の分子メカニズムがより明らかになると、その対策もより正確なものになる。既に見たようにβ-ラクタマーゼはβ-ラクタム環を破壊して、薬を無効にする。そこでこのβ-ラクタマーゼの働きを封じ込めれば、再びペニシリンは効くようになるはずである。より正確な対策をするためには、敵の立体構造の情報は必須である。β-ラクタマーゼはどのような立体構造を取っているのだろうか。

　1986年に、β-ラクタマーゼのX線解析が報告された。図2-23には、その後にX線解析されたβ-ラクタマーゼとセフタジジム（図2-2）というセファロスポリン系抗菌薬との複合体の構造を示す。案の定、その立体構造はペニシリンが効く本来の相手であるD-Dペプチダーゼの立体構造と非常によ

く類似している。案の定と言ったのは、2つの酵素ともペニシリンを認識するのだから、多分同じ構造を持っているはずだという考えからだ。球状のものに対して作った鋳型には四角は入らないが、球状のものはなんとなく合う。この図に示したような抗菌薬でβ－ラクタマーゼの働きを牽制しておきながら、他のペニシリンを投与して耐性菌と闘う戦術も実際には使われている。

　セフタジジムは第3世代のセファロスポリンと呼ばれる一群のセファロスポリンで、β－ラクタマーゼに対して安定であり、広く使われてきた。しかし、バクテリアも負けていない。より多様なセファロスポリンに対抗するために進化し、ESBLを生産するようになった。ESBLとはextended-spectrum beta-lactamaseの略で、文字どおりより広い敵（抗菌薬）に対応できるβ－ラクタマーゼのことである。ESBLを獲得したバクテリアには第3世代セファロスポリンも、もはや効かなくなる。耐性菌との闘いは現在でも続いている。

　さて、院内感染の中でも大きな問題の一つであるメチシリン耐性黄色ブドウ球菌（methicillin-resistant *Staphylococcus aureus*：MRSA）の場合、先のメチシリンも効かない。このバクテリア自体は弱く、健康な人の場合はまったく問題ないが、高齢者や病気の人、そして大きな外科手術をした直後の人のように免疫力が低くなっている人に感染すると、抗菌薬が効きにくいため、深刻な結果を招くことになる。どこの世界にも自分自身は弱いが、他人の弱みにつけこむとどこまでも増長する輩はいるものである。MRSAに対しては、ペニシリン系以外の抗菌薬であるアルベカシンやバンコマイシン（図2－24）などの抗生物質が現在は使われている。このうち、特にバンコマイシンは対MRSAの切り札として、現在でも使われている。

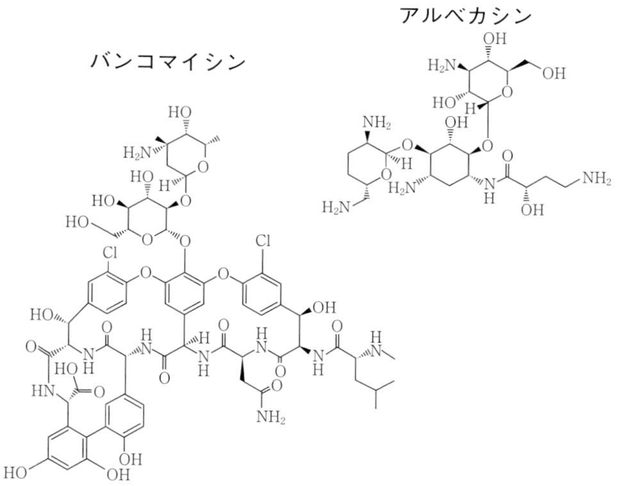

アルベカシン

バンコマイシン

図2-24　MRSA対策用の抗生物質

　バンコマイシンの発見は比較的古く、1956年である。ボルネオのジャングルの中に生息している*Amycolatopsis*というバクテリアから単離された。この分子は腎毒性などの高い毒性により、発見から長い間臨床で使われることはなかった。しかし、手詰まりになったMRSA対策の言わば苦肉の策として登場してきた。伝家の宝刀ではないが、お家の大事に仕方なく倉庫から出してきた「安全装置に問題はあるが殺傷能力の強い武器」と言える。バンコマイシンは功を奏して、MRSAは駆逐されたかのように見えた。しかし、実はバンコマイシンに対して耐性のある腸球菌の報告は、なんと1986年に遡る。そしてバクテリアからの猛反撃は、2002年に発見されたバンコマイシン耐性黄色ブドウ球菌（略称VRSA）の出現で一挙に表面化した。それまで最強、最後の切り札と言われてきた伝家の宝

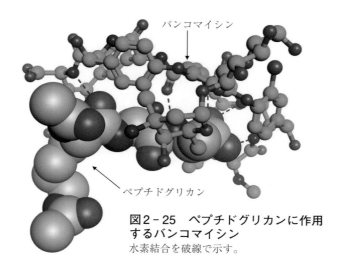

図2 - 25　ペプチドグリカンに作用するバンコマイシン
水素結合を破線で示す。

刀バンコマイシンの刃先を折る反撃である。

　バンコマイシンに対する耐性の仕組みとは、どのようなものなのだろうか？　それを打ち破ることはできるのだろうか？　バンコマイシンはペニシリンと類似のメカニズムでバクテリアを殺す。バクテリアの細胞壁の合成阻害である。図2 - 12を再度見てみよう。ペプチドグリカンから細胞壁を作り出す最終段階で、ペプチドの末端にD-Ala-D-Alaができる。バンコマイシンはこの部分に5本の水素結合で結合してしまい、細胞壁の合成を妨害する。第2章2 - 5節で見たように、隣接するペプチドのD-AlaとGlyが結合しないと、細胞壁はもろくなり、バクテリアは生存できない。

　その実際の様子はX線解析で捉えられている（図2 - 25）。緑の分子がバンコマイシンで、灰色の分子が細胞壁を構成するペプチドの一部である。図2 - 26にその相互作用を模式的に

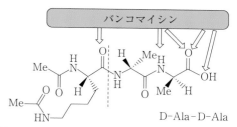

**図2-26　D-Ala-D-Alaに5本の水素結合で作用する
バンコマイシン**

この図では水素結合を矢印（⇨）で示す。

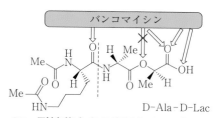

**図2-27　耐性菌由来の変異したペプチドグリカンと相
互作用するバンコマイシン**

水素結合は4本に減少する。

示す。5本の水素結合は白抜きの矢印で示した。バンコマイシ
ンはD-Ala-D-Alaを強く認識して、細胞壁の合成を阻害する
ことが分かる。

　ところがバンコマイシン耐性菌では、末端はD-Alaではな
く、D-乳酸（D-Lac）に変更されている（図2-27）。この
変更により、1個のN原子（NH）がO原子に変化し、バンコ
マイシンが取り付く上で必要な5本の水素結合のうち中央部分
にある重要な水素結合が1本失われる。当然バンコマイシンと
この変異末端の間の相互作用は弱くなる。この分子レベルでの

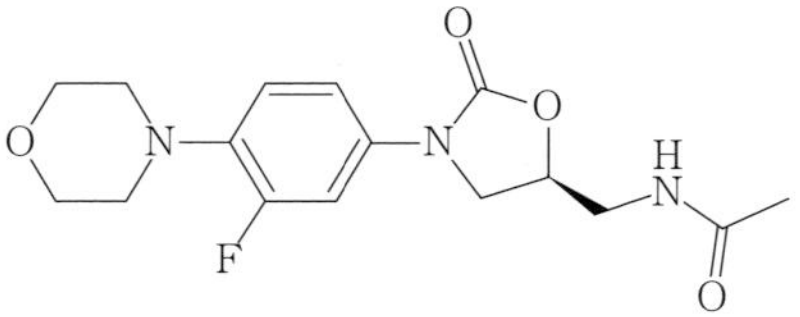

リネゾリド

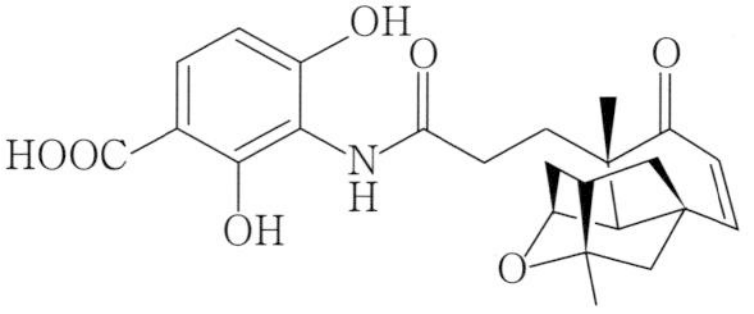

プラテンシマイシン

図2-28　バンコマイシン耐性菌用の抗菌薬

わずかな差がバンコマイシンを無力化した。いかにバクテリア（というより進化）が賢いかが分かる。D-乳酸はバクテリアの中で簡単に作れる。大それた実験設備も、膨大な経費もかけずバクテリアは軽々とこの変異をやってのけている。正に自然の驚異と言える。

　現在、バンコマイシン耐性腸球菌（VRE）に対抗する薬は非常に少ない。そうした数少ない分子の一つであるリネゾリド（図2-28）は2000年にアメリカで許可された。しかし、その翌年には耐性菌が早くも報告された。日本では2001年にリネゾリドの使用は許可されたが、この薬に対して感受性のあるVREやMRSA等に限定的に使用することが強く求められている。もちろん、耐性菌の発生を極力抑えるためである。

　2006年に一つの朗報が『Nature』誌に載った。アメリカのメルク社が25万種類以上の化合物について研究した結果、南アフリカの土壌から採取した放線菌の一種が産生するプラテンシマイシンという抗菌薬がバンコマイシン耐性黄色ブドウ球菌（VRSA）にも効くことを発見したというニュースである。脂

肪酸は第1章で述べたように、細胞膜などを作る上で重要な分子であり、生命活動には必須である。動物もバクテリアも脂肪酸の合成を体内で行うが、そのやり方が異なる。プラテンシマイシンはこの差を利用して、バクテリアの脂肪酸合成の経路を断ち切るという作用を持った抗菌薬である。まだ、その実用化までには時間が必要であるが、人類と耐性菌との新たな闘いがまた始まったと言える。

　現在、耐性菌による死亡者数だけでも世界で年間70万人を超えると言われており、今後その数は減るどころか増えると予測されている。この節では、主にペニシリンを中心に、バクテリアと人類の果てしない闘いについて見てきた。この闘いは永遠に続くものか、それとも人類は最終的に、耐性の仕組み（つまりはバクテリアの進化の仕組み）を乗り越える抗菌薬の開発に成功するのか、まだ誰も予測できない。

2-8　バクテリア以外の寄生生物に対する薬

　バクテリアよりずっと小さい病原体であるウイルスに対する薬の話は第4章で詳しく述べるが、この章の最後では、バクテリアよりずっと大きな寄生生物に対する薬の話をしよう。

　私たちの体にはバクテリアよりずっと大きな生物も寄生し、それが重篤な病気を引き起こすこともある。筆者は1950年代から1960年代にかけて小学生時代を過ごしたが、その頃の学校行事（？）の一つが「虫下し」を飲むことだった。戦後しばらくは衛生状態が悪く、消化器に寄生した回虫等を駆除するのが目的だった。衛生状態が良くなった現在では、国内の寄生虫による問題はあまり大きくないが、世界的に見ると、特に熱帯地域を中心に、今でも極めて深刻な状況が続いている。

　大便に寄生虫の卵が含まれるかどうかの寄生虫卵陽性率の国

内での数字は、1950年には60％を超えた。しかし、「虫下し」などの効果により、1975年には５％程まで激減し、1994年には寄生虫病予防法が廃止されたくらいである。日本の徹底した公衆衛生行政と日本人のこの問題への真剣な取り組みの成果と言える。実は、近年また国内での寄生虫病は少し増える傾向にある。この傾向は海外渡航者数の増大によるという意見もあるが、日本人の公衆衛生に対する意識の低下にも起因すると筆者は思っている。

　さて、日本で寄生虫病が事実上撲滅された1970年代に、年間1800万人が感染し、そのうち30万人が完全に視力を失うという寄生虫病が熱帯地域にあった。それは回旋糸状虫によって引き起こされる「オンコセルカ症」である。

　薬の研究開発のほとんどは先進国の企業内で、利益を得るために行われる。したがって、薬を買うことのできない経済状況にある患者が求める薬の研究開発は普通行われない。「オンコセルカ症」は先進国内での発生はほとんどなく、頻発する地域は、もっぱら経済状況の悪い、開発途上国である。したがって、たとえこの病気を治す薬を開発しても大きな利益は期待できない。つまり、「オンコセルカ症」のような病気は、「薬を買えない貧乏な人たちだけが、その薬を必要としている」という状況にある。

　この、言わば「見放された」状況に福音をもたらしたのが、イベルメクチンという薬である。1970年、伊東市川奈にあるゴルフ場近くの林から、研究用の土壌を北里研究所の大村智が採取した。当時、微生物が生産する有用な生理活性物質の発見を目指した研究が国内で盛んに行われていた。そうした研究を行う機関に属する研究者は、出張や遊びで行く先々の土地の土壌を研究所に持ち帰るよう指示されていた。筆者もそのように

エバーメクチンB1a：R=-CH₂-CH₃　イベルメクチンB1a：R=-CH₂-CH₃
エバーメクチンB1b：R=-CH₃　　イベルメクチンB1b：R=-CH₃

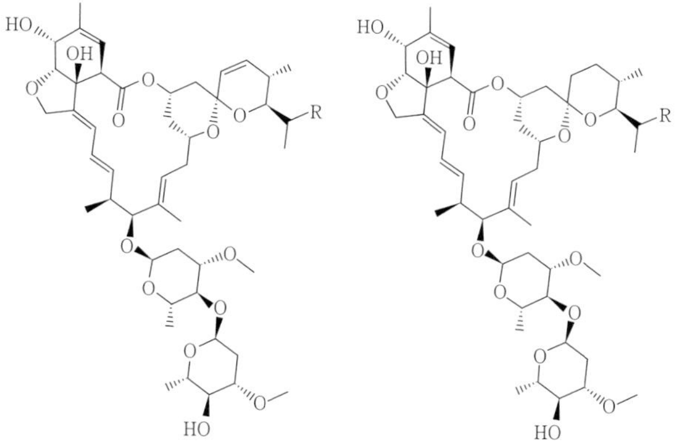

図2-29　エバーメクチンとイベルメクチンの化学構造

して土壌採取をした経験がある（空振りだったが）。

　さて、川奈から持ち帰ったその土壌中に、未知の放線菌が生息していることを大村らは見逃さなかった。実は、科学者の仕事の大半は、「あることとあることが、同じか違うか」を判断することにある。こう述べると簡単だが、違いが分かるためには、非常に多くの経験と卓越した慧眼が必須である。大村智はそれを見抜き、そしてこの放線菌をアメリカのメルク社で抗寄生虫薬の発見を目指していたウイリアム・キャンベル（William Campbell）に送った。

　果たして、この放線菌の培養液がマウスに感染した腸管寄生線虫に効果があることが分かり、培養液に含まれる抗寄生虫効果のある物質を「寄生虫のいない（averminous）」という言葉に基づき、エバーメクチン（avermectin）と名付けた。早速その化学構造を解明したところ、実は8種類の似た化合物の混

合物であることが分かった。そのうち2つの化合物(エバーメクチンB1aおよびB1b)の化学構造を図2-29に示す。非常に複雑な化学構造をした化合物で、分子内に大きな環とラクトン基(-O-C(=O)-)を持つのが特徴である。通常、天然界(この場合、放線菌)から得られた最初の化合物は必ずしも薬として望ましい性質を全て兼ね備えているわけではない。当時のメルク社にいた有能な化学者たちは、直ちにエバーメクチンをより良い薬に仕上げるための、化学構造変換の作業に取り掛かった。このような化学修飾の段階を「構造最適化の段階」と呼ぶ。

　最終的に望ましい性質を持つ化合物として選択されたのがイベルメクチン(ivermectin)だった。その化学構造を図2-29に示す。間違い探しの問題になるかもしれないほど、エバーメクチンとイベルメクチンは似ている。実際の薬にはB1aとB1bが8:2で含まれる。イベルメクチンは経口および非経口で幅広い寄生性線虫に有効だった。

　前置きが長くなったが、この素晴らしい薬になったイベルメクチンはどのようにして寄生虫だけに効くのだろうか?　細胞が働くためには、特定の無機イオンが必須である。細胞内で無機イオンが働くためには、無機イオンは細胞膜を通過する必要があるが、細胞膜の内と外には疎水的な層があり、無機イオンはそこを通過することはできない。しかし、図1-2でも示したように、細胞膜にはある種のタンパク質が埋まっていて、細胞内外にその一部が露出しており、このタンパク質が無機イオンを通過させる道を作っている。

　その働きから、この種のタンパク質をイオン・チャネルと言う。動物の種類によって無機イオンの利用の仕方が異なるので、イオン・チャネルは動物によって異なる。また、細胞内の

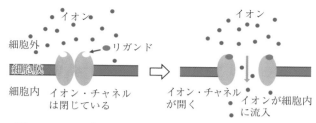

図2-30　リガンド依存型イオン・チャネルの仕組み

イオン濃度はその細胞の生死に関わるので、イオン・チャネルの働きは厳密にコントロールされている。その仕組みの一つに、特定の分子（リガンド）が結合した時にのみ、イオンを通過させることのできるリガンド依存型イオン・チャネル（ligand-gated ion channel）がある。その仕組みを図2-30に模式的に示す。イオン・チャネルの表面には、特定のリガンドが結合する部位があり、リガンドがそこに結合していないチャネルは閉じていて、その無機イオンは通過できない。リガンドがその部位に結合すると、チャネルが開き、イオンが細胞質に流入し、細胞の活動電位が変化し、目的とする生理現象（例えば、動作、情報検知そして摂食など）が起きる。しかし、チャネルが開きっぱなしになると、細胞内の特定イオンが過剰になり、過分極の状態を引き起こし、細胞そして宿主の動物は死に至る。

　グルタミン酸をリガンドとするグルタミン酸依存性塩化物イオン（Cl^-）チャネル（GluCl）は無脊椎動物の神経や筋細胞の細胞膜にはある。しかし人間を含む哺乳動物にはない。つまり、オンコセルカ症の原因である寄生虫にはあり、哺乳動物にはない。ということは、GluClはオンコセルカ症などを起こす寄生虫のみを殺すことのできる格好の標的分子ということにな

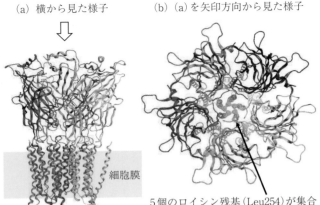

(a) 横から見た様子　　　（b）(a)を矢印方向から見た様子

細胞膜

5個のロイシン残基（Leu254）が集合し、塩化物イオンを通過させない

図2-31　チャネルが閉じた状態のGluCl

る。このイオン・チャネルの働きを何らかの形で妨害すれば、寄生虫のみに選択毒性のある薬を作ることができる。

　研究を進めたところ、果たして、イベルメクチンはGluClに作用することが分かった。すなわち、イベルメクチンはGluClに作用して、チャネルを開きっぱなしにして、塩化物イオンを大過剰に寄生虫の細胞に送り込み、過分極にさせ、寄生虫を殺すことができる。寄生生物による病気を治療できる、正に理想的な治療薬である。さらに研究を進めることで、その分子メカニズムの詳細も明らかになった。X線結晶解析により、イベルメクチンがGluClに作用し、チャネルを開きっぱなしにする様子が明らかになったからである。

　その話をする前に、まずリガンドであるグルタミン酸が結合していないGluCl、すなわちチャネルが閉じた状態の様子を見てみよう。5個の等価なサブユニットが集合してGluClは形成

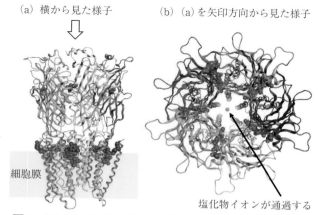

（a）横から見た様子 （b）（a）を矢印方向から見た様子

細胞膜

塩化物イオンが通過する

図2-32　GluClチャネルにグルタミン酸（青）とイベルメクチン（マゼンタ）が結合した様子

されている。X線結晶解析で明らかになった構造は図2-31（a）に示すようである。膜を貫通したGluClを、矢印の方向から見ると（図2-31（b））、5個のサブユニットが集合して円筒を作っていることが分かる。この空洞を通って、塩化物イオンは細胞外から細胞内に流入する。しかし、リガンドであるグルタミン酸が結合していないと、この空洞は非常に狭くなっている。特に、254番目のロイシン残基（Leu254）が、途中の空洞を狭めており、塩化物イオンはそこで止まってしまい、通過することはできない。

　一方、グルタミン酸が結合し、さらにイベルメクチンも結合した状態のチャネルを図2-32（a）に示す。円筒を上から見る（図2-32（b））と、リガンドとイベルメクチンが結合することにより、空洞は開き、塩化物イオンが通れるようになる。この図では、空洞を通過して細胞質に流れる塩化物イオン

が見える。グルタミン酸が結合しただけでは、グルタミン酸がはずれると、イオン・チャネルは閉じてしまうが、イベルメクチンが結合することで、グルタミン酸もはずれなくなり、その結果イオン・チャネルは開きっぱなしになる。したがって、寄生虫の細胞内は過分極の状態になり、寄生虫は死滅する。X線結晶解析により、イベルメクチンの抗寄生虫作用の分子メカニズムが見事に明らかにされた。くどいかもしれないが、私たち哺乳動物の細胞にはGluClはないので、この作用によって私たち哺乳類の命が脅かされることはない。

　科学研究の成果により、イベルメクチンという強力で選択的な抗寄生虫薬が作られ、さらにその薬が効く分子機構も明確に科学的に解明された。素晴らしいことである。さて、新薬が出るとその価格が最近では話題になる。1年間の薬価が1000万円という数字も珍しくない。この節のはじめに述べたように、イベルメクチンが治療対象とするほとんどの患者は経済的に恵まれない地域に住んでいる。もし、最近話題になる新薬のように恐ろしく高価であれば、せっかく見つけた特効薬なのに、多くの患者がイベルメクチンを使った治療を受けることは現実的にはできない。

　この絶望的に見える状況は、イベルメクチンを開発したメルク社、そしてその発見の端緒を作った大村智らの献身的な努力によって、劇的な展開を迎えることになった。なんと、1987年にメルク社はイベルメクチンの無償配布を開始した。それも「必要な人がいる限り、必要なだけ」という条件で、配布期間にも量にも制限を加えないというものだった。無論、一企業だけの努力でできることではなく、適切な官民連携が必要だった。この稀に見る連携プレーによって、今や熱帯地方で蔓延していたオンコセルカ症はほぼ撲滅されようとしている。しか

し、感染リスクが皆無になったわけではなく、現在も2億5000万人以上にイベルメクチンは届けられている。

　2015年、イベルメクチンの発見そしてその実用化の業績に対して、ノーベル生理学・医学賞が北里研究所の大村智とメルク社に所属していたウイリアム・キャンベルに与えられた。ちなみに、大村智が敬愛する北里研究所の創設者である北里柴三郎は第1回ノーベル生理学・医学賞の候補者に挙がったが、惜しくも受賞できなかった。

第 3 章

がんとの闘い

3-1 分子レベルで見たがん

　がんは1981年に日本人の死亡原因の１位になり、それ以来ずっと１位の座を守り続けている。アメリカでも、心疾患に続き、現在第２位の死亡原因になっている。世界全体でも死因の２番目である。がんは依然として、最も厄介な病気の一つと言える。

　がんは一口で言ってしまうと、「異常な細胞が無節操かつ病的に急速増殖すること」である。この意味は広いので、がんと言っても非常にたくさんの種類がある。大きく分けても100種類以上のがんが知られており、細分化するとさらに多くのタイプに分類できる。がんに侵されやすい主要な臓器は消化器官、肺、乳房、前立腺、卵巣、肝臓、すい臓、骨、血液細胞である。しかし、厄介なことに、がんはこれらの臓器に留まっているだけでなく、臓器間を容易に移動してしまう。がんの転移である。コレラであればコレラ菌が元凶であり、コレラ菌のみを叩けばよい。しかしがんの場合にはこのような特定が容易ではない。この多様性と転移性ががんの治療を困難にしている大きな原因である。

　がん細胞に共通の特徴は、もともとは正常細胞であったものが変異したという点にある。変異とは、遺伝子の変化つまりはDNAの変化である。DNAは次に複製される細胞の形質を決めるものであるので、それがいったん変化すると、次に増殖する細胞にその変化は受け継がれていくことになる。このような遺伝子の変化は、ヒトの体の中では頻繁に起こっている。しかし、私たちの体にはそうした言わば事故やミスに対する基本的な対策法が備わっており、たいていの場合には、変化をしたDNAを持つ細胞は、大事に至る前に処分される。この処分を

する仕組みの主要なものが、いわゆる免疫機能である。この通常の処理法で処理しきれなかった細胞が生き延び、増殖し、そしてがんになる。

　ここで、紙に書かれた文書をコピーすることを考える。1枚目のコピーはほとんど原稿と変わらない鮮明さを持っているが、そのコピーをまたコピーし、そのコピーをまたコピーしていく過程を10回、20回そして50回と繰り返すと、その文書の字の一部が欠けたり、代わりに原稿にはなかった小さな点が加わったりする。これと同じことが私たちの体の中でも起こる。細胞分裂の回数が増えると、微小な変異が増幅されていく。がんに罹る年齢を平均的に見ると、圧倒的に高齢者側に偏るのはこのためである。

　DNAはあくまで情報であり、異常になったがん細胞の異常な行動は、主にそのDNAによって作られたタンパク質の働きによる。この簡単な図式から、がん細胞の増殖を抑え、死滅させるための医薬分子像が浮かんでくる。人間の世界と同じで、質の悪い連中はたいてい一人では何もできない。バクテリアと同様に、がん細胞も徒党を組まないと悪事が働けない。増殖を抑えれば数の増大を防げる。つまりがんの増殖に関わるDNAとタンパク質分子の働きを妨害すればよい。さらに、がんDNAによって作られた悪玉のタンパク質の働きを妨害すればよい。大部分の抗がん薬はこのようにして働いている。

　しかし、もともとがん細胞は正常細胞から変化したものであり、両者の差が判然としないことが多く、抗がん薬は正常細胞にも少なからず影響を与えてしまう。抗がん薬の難しさがここにあり、いかにがん細胞と正常細胞の相違を際立たせるかが大きな問題である。

　がんを治療するためには多くの方法が使われているが、薬に

よる治療（化学療法という）はその中でも最も重要な位置を占めている。たいていの抗がん薬には抗がん作用とともに強い副作用もあるので、テレビドラマなどでは、抗がん薬はむしろ悪役のように扱われていることも少なくない。良好な抗がん薬の発見を目指した多くの研究が世界中で今も続けられている。

かく言う筆者も、若かりし日々の多くをこうした研究に使ってきた。全てのがんを完全に治すことのできる飲み薬は現段階ではまだ夢であるが、筆者はいつの日かそれが実現するものと確信している。本章の以下の節でも述べられるように、抗がん薬研究はこの四半世紀の間に目覚ましく発展してきた。ある種のがんは、もはや抗がん薬でかなり治癒できるようになってきている。研究は一種の賭けであるが、賭け率を自分の能力と努力で変えることのできる賭けでもある。この大きな賭けに是非若者たちが挑戦して欲しい。

3-2　DNA に直接作用する抗がん薬

3-2 _1　白金の力

1960年代、アメリカの化学者ローゼンバーグ（Barnett Rosenberg）らは白金電極を大腸菌の培養液に入れて、大腸菌に対する電場の影響を調べていた。その時偶然にも大腸菌の増殖が白金電極付近で抑制されることが見出された。「偶然による発見」のことをセレンディピティ（serendipity）と言うが、このようにセレンディピティによって発見された医薬分子は少なくない。ペニシリンもまたそうである。ローゼンバーグらは大腸菌の DNA 合成が白金（Pt）化合物によって阻害されたのではないかと考え、いくつかの白金錯体を合成し、それらの生物に対する影響を調べた。いろいろ試した化合物の中でシスプ

ラチン（図3-1）と呼ばれる化合物が高い抗がん活性を示すことを発見した。シスプラチンは、白金に2つのアミノ基と塩素原子が結合した化学構造を持つ。このように金属に結合したアミノ基や塩素原子のようなものを配位子と呼ぶ。

その後、シスプラチンは実用化され、肺、子宮、膀胱、前立腺、睾丸そして卵巣などの多くのがんに対して強い効き目を示すことが認められ、これまで抗がん薬として非常によく使われてきた。シスプラチンには強い腎毒性などがあるが、現在でも使用されている。その後開発されたカルボプラチン（図3-1）の腎毒性は低い。シスプラチンもカルボプラチンもそのままの形でDNAに結合するのではなく、図のように、Ptの片側の配位子がはずれ、DNAのグアニン塩基のN原子が新たにPtに配位する。

がん細胞の核は異常な数の染色体を持ち、またそこでは通常の細胞よりも遺伝子の増幅がずっと頻繁に行われる。さらに、通常の細胞が60〜70回ほど分裂して死ぬのに対して、がん細胞は条件さえ整えば無制限に分裂し増殖できる。すなわち、正常細胞に比較してがん細胞はずっと活発にDNAの合成を行っている。したがって、この過程への介入はがん細胞阻害への効果的な手段になり得る。シスプラチンやカルボプラチンは正にDNAと反応し、DNAの合成を阻害して、抗がん活性を示す。

それでは、シスプラチンはどのようにDNA合成を阻害するのだろうか。リパード（Stephen J. Lippard）らは人工的に合成したDNAにシスプラチンが結合した状態の結晶を作製し、そのX線結晶解析の結果を報告した（図3-2）。このように2つ以上の異なる分子が相互作用してできる分子の集合体を複合体と呼ぶ。用いたDNAはGGAGACCAGAGGの塩基配列を持った12量体であり、その相補鎖と二重らせん構造を形成し

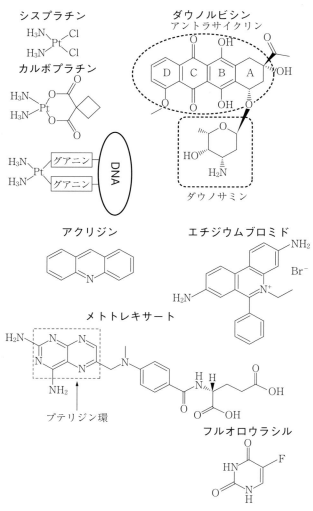

図3-1 種々の抗がん薬の化学構造

(a) DNA鎖の流れを細い線で示す。　　(b) DNAの分子表面を示す。

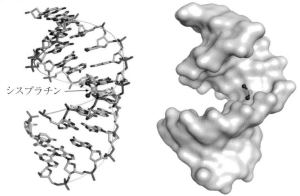

シスプラチン —

図3-2　DNAに結合したシスプラチン

ている。シスプラチンは一方のDNA鎖の連続するグアニン塩基のN原子に配位している。この2つのグアニンはDNAの主溝の底にある。明らかにこの白金化合物はDNAと非常に強い相互作用をしていることが分かる。

　DNAの合成（複製）は、細胞の増殖に必須の過程であり、まずDNAの二重鎖がほどけ、次にDNAポリメラーゼという酵素によって新たなDNA鎖が合成される。このX線解析の結果は、シスプラチンはDNAの構造を歪ませると共にグアニンに強く結合することで、DNAの二重鎖がほどける過程を妨害し、仮にほどけても一本鎖に結合したシスプラチンはDNAポリメラーゼの働きを妨げることを示す。つまり、このようにしてシスプラチンはDNAの合成を邪魔して、増殖の速いがん細胞を殺す働きをしていると考えられている。当然ではあるが、シスプラチンは正常なDNAにも影響を与える。これがシスプ

ラチンの毒性の原因になっている。言わば、諸刃の剣である。この毒性を軽減するために、いろいろな試みが続けられている。

3-2 _2 DNAの塩基対間に飛び込むダウノルビシン

　ダウノルビシンは放線菌から1963年に発見された抗生物質の一つである。成人の白血病の中で最も多い急性白血病の治療に現在用いられている。強い心臓毒性があるが、慢性骨髄性白血病の急性転化等にも切れ味のよい効き目を持つために、よく用いられている抗がん薬である。分子の構造は図3－1に示すように、アントラサイクリンと呼ばれる4つの環とダウノサミンと呼ばれるアミノ糖からなっている。類似した医薬分子にドキソルビシン（アドリアマイシン）があるが、この分子は乳がん、肺がんおよび消化器がん等にも効果がある。ダウノルビシンはDNAに働いて、DNA合成およびRNA合成を妨げると考えられていた。

　CGGCCGという塩基配列を持ったDNA一本鎖は、それに相補的なGCCGGC塩基配列を持つDNA一本鎖と短い二重らせんを作る。この二重らせんは短いが、生物体内に存在するDNAのモデルとして使うことができる。このDNAとダウノルビシンを混ぜた溶液をしばらく放置すると、ダウノルビシンがDNAに結合した複合体が結晶になる。ダウノルビシンはDNAの働きをどのように妨害しているのだろうか？

　この結晶のX線解析を行ったところ、図3－3に示すようにダウノルビシンはDNAの副溝（図の右下辺り）からDNAに入り、主溝（図の左下側）に貫通していることが分かった。アントラサイクリン部のBおよびC環はDNA中の隣接したG－

(a) DNAを棒で示す。　　　　(b) DNAを分子表面で示す。

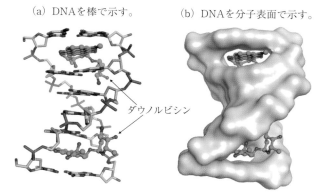

ダウノルビシン

図3-3　DNAに結合したダウノルビシン

C塩基の間にすっぽり入っており、A環とアミノ糖はDNAの
副溝側に出ている。アミノ糖のアミノ基は、副溝側にある
DNAのリン酸の酸素原子と水素結合している。またD環は
DNAを貫通し、左下の主溝に突き出ている。アントラサイク
リンのように、芳香族性の環状の部分がDNAの塩基の間に入
ることをインターカレーションと言う。この場合インターカレ
ートしても、DNAの構造は大きな影響を受けていない。この
構造から明らかなように、DNAに結合したダウノルビシンは
DNAの合成や転写に関わるタンパク質がDNAと接触するこ
とを妨げる。したがって、一般的に正常細胞より増殖が活発で
あるがん細胞では、細胞の増殖が抑えられることになる。
　DNAにインターカレートして制がん活性を示す分子は、ダ
ウノルビシン以外にもいろいろ知られている。アクリジン（図
3-1）は黄色から橙色のきれいな色を持つ色素であるが、強
力な変異原物質でもあり、そして制がん作用も持っている。変
異原物質とは自然に起こる突然変異よりも高い確率で生物に突

然変異を起こす化学物質であり、発がんの原因物質になる。
1961年にレーマン（Robert Lehman）はアクリジンをDNAに
加えると、DNAが長くなることを見出し、この現象はアクリ
ジンがDNAの塩基の間にインターカレートすることによって
説明できることを示した。インターカレーションが本当に起こ
っていることは、1975年にソーベル（Henry M. Sobell）が
アクリジン色素の一種であるエチジウムブロミド（図3 - 1）を
用いて初めて証明した。インターカレーションは抗がん活性を
発現するために重要な仕組みであるが、一方でこれは正常細胞
のDNAにも起こることであり、場合によっては変異原性や催
奇性などの重い副作用を引き起こすこともある。アクリジンや
エチジウムブロミドは抗がん薬としては使われていない。

3-3 がん細胞に必須のタンパク質に作用する抗がん薬

3-3 _1 分子標的薬イマチニブ（グリベック）

　慢性骨髄性白血病に罹った複数の患者を診ていたペンシルベ
ニア大学の医師が、この病気に罹ったほとんどの人の染色体に
異常が見られることを見出した。1960年のことである。大学
のある都市の名にちなんでフィラデルフィア（Ph）染色体と
名付けられたこの異常染色体は、慢性骨髄性白血病の患者の90
％以上に見られ、46本ある染色体のうち22番目が短く、逆に
9番目の染色体が少し長い。その様子を図3 - 4に示した。
　このように染色体の一部が相互に入れ替わる現象を転座と言
う。この転座により、ablと名付けられた9番の染色体の一部
が、bcrと名付けられた22番の染色体の一部と連結することに
なる。その結果、bcr/ablという融合遺伝子が作られてしま

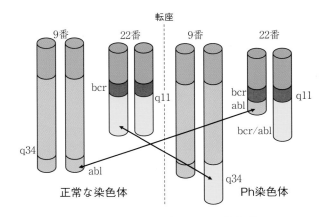

図3-4　フィラデルフィア染色体

う。この遺伝子は、慢性骨髄性白血病の患者にのみ見られる遺伝子であり、融合したことにより、通常は作られることのない酵素を作るための指令になってしまう。

　チロシン・キナーゼと呼ばれる一群の酵素に属するこの酵素が、白血球の増殖に深く関わっている。チロシン・キナーゼはリン酸を特定のタンパク質のチロシンに結合させる働きを持つ酵素であり、細胞の分化や増殖といった重要な機能に深く関与している。bcr/ablから作られる酵素は、白血球の増殖を強く促し、これによって白血病が発症する。

　bcr/ablチロシン・キナーゼは本来私たちに必要な活動を行っている酵素ではないので、その活動を妨害しても何ら支障はないはずである。したがって、この酵素だけを特異的に妨害することのできる分子を見つければ、他のタンパク質などには影響を及ぼす可能性はないので、副作用がなく、効果的な医薬分子になるはずである。そこで、bcr/ablチロシン・キナーゼの

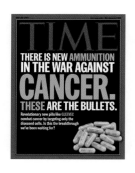

図3-5 『Time』誌のカバーを飾ったイマチニブ（グリベック）

働きを特異的に妨害できる分子の探索が始まった。それまでの医薬分子の探索が、どちらかというと試行錯誤的に行われたのに対して、この探索研究でははじめから標的分子が明確になっていた。つまり、それまでは暗がりの中で鍵穴がまったく見えない状態で、その鍵穴に合う鍵を試行錯誤で見つけようとしていたのに対し、鍵穴が見えた状態で、その鍵穴に合う鍵を作るという作業が行える。

　その結果、1992年になり、スイスのノバルティスという製薬会社がイマチニブという分子を見出した。イマチニブは2001年の5月にアメリカFDA（食品医薬品局）の認可を受け、同月28日に発行された『Time』誌の表紙をそのカプセルが飾った（図3-5）。その表題は正にアメリカらしく「がんとの闘いに新兵器登場（There is new ammunition in the war against CANCER.）」であった。副題の中には、「がん細胞のみ狙い撃ち（targeting only the diseased cells）」という表現も見られる。本文の中では、患者さんへのインタビューも含め、イマチニブに対する期待、そしてこの新しい手法の大きな可能性について述べられている。『Time』誌の表紙にはこの医薬分子の一般名称のイマチニブではなく、商品名であるグリ

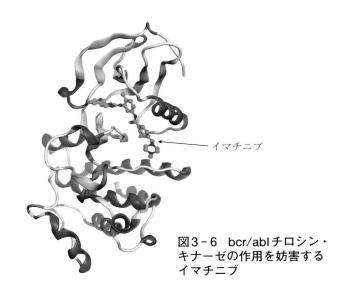

イマチニブ

図3-6 bcr/ablチロシン・キナーゼの作用を妨害するイマチニブ

ベックが載っていたのも印象的である。当時、１年分のイマチニブ薬代が３万ドルを超えたことは、革新的な創薬を行えば高額な薬価も望めるという例を示すことになり、投資家たちの熱い視線の対象にもなった。2004年の売り上げは約16億ドルであった。

　それでは、本当にイマチニブはbcr/ablチロシン・キナーゼの働き（キナーゼ活性）を抑えているのだろうか。もしそうなら、どのように抑えているのだろうか？

　図３-６に、bcr/ablチロシン・キナーゼのキナーゼ活性を持つ部分のＸ線解析の結果を示す。標的分子が大きい場合には、このように医薬分子が結合する部分だけについて構造を求めることが一般的である。このタンパク質は大きく分けて２つ

のドメインからなっている。下の大きなドメインは主にαヘリックスからなり、上の小さなドメインは主にβストランドからなる。2つのドメインの間には深い溝があり、ここがキナーゼ活性に重要である。具体的にはこの溝にATP（アデノシン5′－三リン酸）が結合する。チロシン・キナーゼの作用にはリン酸が必須であり、まずこの位置にATPが結合し、ATPのリン酸基が目的のタンパク質をリン酸化する。イマチニブはこの溝に見事に食い付いて、ATPの結合を妨害し、続く反応を阻止している。このように複合体の構造がX線解析で明らかになると、イマチニブ分子内のどの各原子団が標的分子内のどのアミノ酸と相互作用するかが詳しく理解できる。

　イマチニブが現れる前の全ての抗がん薬は、がんにも効くが正常細胞にも同時に効いてしまうタイプの医薬分子だった。したがって副作用も大きかった。しかし、イマチニブは、がんにだけ関与している標的分子のみを狙い撃ちするように設計されたので、その点でまったく新しい概念に基づく医薬分子であった。そこで、このような医薬分子は**分子標的薬**と呼ばれるようになった。

　しかし多くの医薬分子は、本来特定の標的分子のみに特異的に効いて欲しいわけであり、そのような医薬分子が求められている。その意味で、全ての医薬分子は究極的に分子標的薬になる方向に向かって進化している、とも言える。抗菌薬のところでも述べたように、バクテリアだけに効いて、人体にはまったく影響のない抗菌薬もまた本来的には分子標的薬である。この場合の標的分子はむろんバクテリアにあって、ヒトにはない分子である。この意味から、エールリッヒが唱えた「魔法の弾丸」は多くの医薬分子にも当てはまり、かつ多くの医薬分子の憧れの姿でもある。

3-3 _2　がんの新陳代謝を阻害する

　葉酸は核酸の合成を行うのに必須の分子である。具体的には図2−6に示すように、ジヒドロ葉酸がテトラヒドロ葉酸を経て、最終的に核酸合成につながる。核酸の合成は、これまで見てきたように、生命の維持にとって非常に大事なことである。当然がん細胞にとっても重要である。細胞内ではジヒドロ葉酸還元酵素（DHFR）というタンパク質で、ジヒドロ葉酸はテトラヒドロ葉酸に変換する。したがってこの過程が阻害されると、細胞は生きていけなくなる。

　メトトレキサートという分子の構造は、図3−1に示すように、ジヒドロ葉酸の構造と非常によく似ている。生物は化学構造がよく似ている分子を誤って認識してしまうことが多い。この場合、がん細胞中の（もちろん正常な細胞中にもある）ジヒドロ葉酸還元酵素が、メトトレキサートをジヒドロ葉酸と間違えて取り込んでしまう。メトトレキサートからは核酸は作ることができないので、がん細胞中での核酸合成は妨げられてしまう。がん細胞は正常細胞より増殖速度が圧倒的に速いので、DNA合成の阻害によるダメージはがん細胞の方が大きく、これがメトトレキサートの抗がん作用の理由になっている。このメトトレキサートのように、細胞中の新陳代謝を妨げて、がんを死滅させる薬を代謝拮抗薬と呼んでいる。メトトレキサート以外で同様の働きをする有名な薬にフルオロウラシル（図3−1）がある。

　ヒトのジヒドロ葉酸還元酵素の立体構造は、1988年にX線解析で明らかにされた。メトトレキサートはジヒドロ葉酸還元酵素の作用をどのように妨害しているのだろうか？

　図3−7には、ジヒドロ葉酸還元酵素がジヒドロ葉酸を捕ら

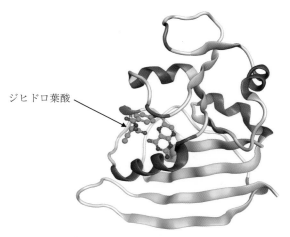

ジヒドロ葉酸

**図3−7　ジヒドロ葉酸還元酵素（DHFR）に結合した
ジヒドロ葉酸**

え、テトラヒドロ葉酸に変える直前の様子を示している。ジヒ
ドロ葉酸還元酵素の立体構造の特徴は4本以上のβストランド
からなる幅の広いβシートであり、そのシートの両面をαヘ
リックスがサンドイッチしている。αヘリックスは連続するβス
トランドをつないでいる。ジヒドロ葉酸は酵素分子の中央左側
の少し空いたところの奥にあるβシートのところに結合してい
る。メトトレキサートも、やはりほとんど同じ場所に結合して
いる（図3−8）。ただし、プテリジン環の方向が両者で少し
違っている。このようにメトトレキサートはジヒドロ葉酸還元
酵素にジヒドロ葉酸とほとんど同様に結合し、この酵素の働き
を妨害していることが、X線解析により分かったのである。
　メトトレキサートは急性白血病、慢性リンパ性白血病、慢性
骨髄性白血病に加え、乳がんや肉腫などにも現在広く使用され

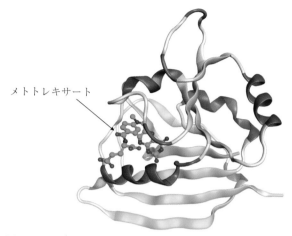

メトトレキサート

**図3-8　ジヒドロ葉酸還元酵素（DHFR）に結合した
メトトレキサート**

ている。ジヒドロ葉酸還元酵素は正常細胞にもあるので、当然
メトトレキサートは正常細胞にも大きな影響を及ぼす。

3-3 _3　細胞分裂を阻害する
パクリタキセル（タキソール）

　がんの厄介なところは、増殖するということである。しかも
正常細胞より活発に増殖することが多い。細胞が増殖するため
には、まず細胞が分裂する必要がある。細胞分裂の仕組みは、
正常細胞もがん細胞も基本的に同じである。細胞は分裂を始め
ると、染色体が明確になり、各染色体が2組に分裂する。分裂
した染色体は、いったん赤道（細胞の中央）上に並ぶ。両極に
ある中心体は、これら2つに分裂した染色体の各1組を引きつ
ける。最終的に、元の細胞と同じ染色体数を持った2つの細胞

（これを娘細胞と言う）ができあがる。この一連の出来事は整然と行われる。46本もの染色体が互いに鉢合わせをして細胞内で動けなくなることは通常はない。まるで糸で繰られているようである。

　実は、操り糸がある。この糸のことを微小管と言う。微小管は細胞の内部での模様替えをスムーズに行う上で極めて重要な働きをする。細胞分裂の際にはこの微小管は紡錘体という形で顕在化するが、多くの場合、正に「陰で働く黒子」として働いている。微小管はチューブリンという分子がたくさんつながって（重合して）できている。さらにチューブリンは、α と β という異なる分子が集合してできあがっている。がん細胞の性質は、その無節操な増殖にある。これまでの話の中で、細胞増殖のコントロールが多くの抗がん薬の作用であることを述べてきた。微小管の働きをコントロールする分子は、抗がん薬になり得るかもしれない。

　さて、アメリカの（そして世界の）がん研究の中心の一つが、国立がん研究所（National Cancer Institute）である。略してNCIと呼ばれるこの研究所は日本とは桁違いの予算を使い、先進的かつ実践的ながん研究を長年にわたって展開している。アメリカの世界に向けた姿勢はいろいろな面で批判の対象にもなるが、少なくともこのような科学研究における間口の広さと奥行きの深さ、そして寛大さには常に頭が下がる思いがする。例えば大学で研究する研究者であれば、日本人であっても NCI が集めた種々の化合物の一部を無料で使うことができる。

　そのNCIが1955年にCCNSC（Cancer Chemotherapy National Service Center）という組織を立ち上げた。当時、がんの治療に関する研究はアメリカでもまだそれほど進んでおらず、特に良好な抗がん薬が現在に比較すると非常に乏しかった。アメリ

カ政府は、がん撲滅を重点的な課題の一つにしたのである。CCNSCは種々の化合物の抗腫瘍活性を測定する、言わば公共の探索センターである。製薬会社も含めた外部機関の誰でもが原則として化合物を持ち込むことができる。考えようによっては、世界中のありとあらゆる物質の抗腫瘍活性を絨毯爆撃的に探索しようという計画であった。いかにもアメリカ的な計画であり、アメリカしか成し得ない計画でもある。

　1960年に、その計画の一端として、植物から取れる化合物の探索が始まった。1年間に約1000種類の植物から得られる物質を集めようというものである。私たちが現在使用している医薬分子の多くが植物成分由来であることを考えると、この計画は決して荒唐無稽なものではないことが分かる。計画開始後2年目の1962年の夏に、委託を受けていた植物学者の1人がワシントン州のパクウッドという町の北にある森の中で、タイヘイヨウイチイという樹木（英名Pacific yew；学名 *Taxus brevifolia*）の樹皮を採取した。

　タイヘイヨウイチイはイチイ科の針葉樹で、主に北アメリカ西部に分布する。学名の *Taxus* はギリシア語で弓（taxos）を意味し、この樹木は実際に世界各地で弓の材料に使われたようである。ちなみに日本のイチイ（*Taxus cuspidata Siebold et Zucc*）はアイヌ民族が弓を作るために使用した。

　集められたサンプルの生物活性はCCNSCで測定され、1964年にタイヘイヨウイチイから得たサンプルの中に殺細胞活性を持つものがあることが分かった。この発見を受けて、いったいどういう成分がその働きをするかを決定する研究が開始された。1966年の秋になり、やっとその成分が突き止められ、純粋な分子（図3-9）として取り出された。その分子はタイヘイヨウイチイの学名からタキソール（taxol）と名付けられた。

タキソール　　　　　　　　　10-デアセチルバカチン

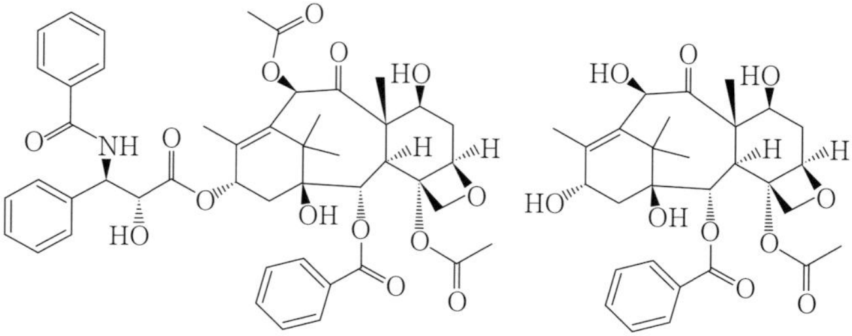

図3-9　タキソールの化学構造

　タイヘイヨウイチイは比較的大きな樹木であるが、タキソール
が含まれるのは樹皮である。1970年代の技術では、1200 kgの
樹皮から約10 gの純粋なタキソールしか得られない。また樹
皮を剝がれたタイヘイヨウイチイは枯れてしまう。こうしたこ
とから、研究は一時中断された。

　発見から10年以上放置されたタキソール研究は、1977年に
再開された。新任の研究担当部長がそれまでのデータを精査
し、タキソール研究の再開を指示した。しかし、この研究を遂
行するにはさらに600 gの純粋なタキソールが必要だった。そ
の翌年には、タキソールがマウスの白血病に効果のあることが
確かめられ、研究再開の2年後である1979年に多くのがん研
究者の目をくぎ付けにする論文が発表された。アルバート・ア
インシュタイン医科大学のホルヴィッツ（Susan B. Horwitz）
が、タキソールは微小管を安定化することを示したのである。
それまで、このような作用を示す分子は知られていなかった。

　先に述べたように、微小管は細胞の増殖等に非常に重要な役
割を果たす。細胞分裂の際に、微小管は伸びたり、縮んだりし
て構造をダイナミックに変化させる必要がある。微小管が安定

化され柔軟性が失われてしまうと、ダイナミックな構造変化は
阻害され、細胞分裂はスムーズにいかなくなる。

　この発見は、タキソール研究の強力な追い風になった。この
風を受け、1984年に第Ⅰ相の臨床試験が開始され、翌年には
第Ⅱ相臨床試験へと研究は進んだ。NCIは1986年末までには
第Ⅱ相試験を終了する計画だった。第Ⅰ相は健康な人での安全
性を主に調べる臨床試験であり、第Ⅱ相は実際の患者を用いた
臨床試験である。1988年に第Ⅱ相試験に関する最初の報告書
が出され、皮膚がんの一つである黒色腫と卵巣がんに有効であ
ることが示された。特に当時有効な抗がん薬の少なかった卵巣
がんについては、非常に高い治療効果を示した。

　しかし、この時点になり、医薬品の開発研究においてかつて
ない事態にタキソール研究は遭遇することになった。もし、全
米にいるこれらのがんの患者にタキソールを使うとなると、1
年間に36万本のタイヘイヨウイチイを切り倒さなければならな
い。このままではタイヘイヨウイチイが絶滅してしまい、も
しそうなればその後はまったくタキソールは手に入らなくなっ
てしまう。どのように原料を確保するか。この問題は、その解
決法の発見が難しいというだけでなく、タキソールを本当に医
薬品に仕立て上げていく上で必要な経済的な問題とも絡み、つ
いにこの段階でNCIは自力での研究開発続行を断念すること
になった。これまで大量の税金を投入して来た研究が、日の目
を見ようという時に、言わば創薬研究における最大の難関にぶ
つかった。NCIが取った最終手段はタキソール研究を民間に譲
渡するという奇策だった。

　世界中の製薬企業に声をかけたが、それに応募したのはわず
か4社であった。この段階まで開発が進んでも、本当に売れる
薬にするためには越えなければならない高いハードルがまだい

くつも残っていたからである。1989年も押し詰まってから、その権利をブリストル・マイヤーズ・スクイブ（BMS）社が受けることになった。タキソールが成功するかどうかがまったく分からない時点でのNCIのこの奇策は止むを得なかったが、政府内ではNCIが取ったこの方法は少なからず批判の対象となった。特に、この契約では研究続行のためにBMS社にタイヘイヨウイチイの先買権を与えることが明記されており、それがBMS社による抗がん薬の独占につながるのではないかと懸念されたからである。一方、タキソールには特許がなかったが、NCIは権利の譲渡の際に、BMS社に５年間の独占販売権を認めた。いかにタキソールへの期待が高かったかが窺える。

　1990年、BMS社はタキソールの商品名をタキソールとすると発表した。通常であれば何でもない発表である。しかし、多くの批判が寄せられた。『Nature』誌に載った批判の表題は強烈で、「ハイ・ジャック命名（Names for hi-jacking）」だった。タキソールという名は20年以上研究者の間で使用され一般名化しているので、それを商標にするのはおかしいというものであった。日本の商標法でも、タキソールを商標にするのは難しいだろう。これに対するBMS社の反論はふるっていて、タキソールという名前は浸透しているので、別の名前を使うと医療現場が混乱して、事故が起こるかもしれない、というものだった。結局はBMS社の希望どおり、商品名はタキソールそして一般名はパクリタキセルと決まった。

　タキソールの研究開発の行く手を阻んだ原料供給の問題に戻ろう。1993年まではタイヘイヨウイチイの樹皮のみが原料であった。BMS社も含め、この原料確保の問題は多くの角度から検討された。タイヘイヨウイチイの葉（針葉）やタイヘイヨウイチイ類縁種も検討されたが、必要量のタキソールを賄うに

はまったく役に立たなかった。一方、図3-9に示すように、タキソールは比較的複雑な化学構造をしており、構造が発表されるとすぐ多くの有機化学者がその全合成（簡単な分子を出発点にして目的の分子を化学的に合成すること）に興味を持った。

　1992年になり、BMS社との契約を結んだフロリダ州立大学のホルトン（Robert A. Holton）が、実用的に使える半合成法を見出した。この方法では、より材料の供給が安定であるヨーロッパイチイの針葉から取り出したタキソールの主要構造（10-デアセチルバカチン）を用いる。タイヘイヨウイチイの類似種の成分を活用するので、全合成ではなく半合成と呼ばれる。そして1993年に入り、BMS社は1995年までにはタイヘイヨウイチイの使用は止めることを発表した。1994年にホルトンはタキソールの全合成にもついに成功した。合成法の特許に対する対価は、フロリダ州立大学とホルトンに支払われた。総額2億ドル以上と言われている。

　現在、タキソールは植物細胞培養法で作られている。この方法はタキソールを生産するタイヘイヨウイチイの細胞を大きな発酵槽の中で培養し、培養細胞からタキソールを抽出するものであり、化学合成法に比べずっと簡単で、クリーンであり、かつ安価というメリットがある。もはやタイヘイヨウイチイの樹皮を剝ぐという野蛮なことは行わなくても、患者に供給できる十分量のタキソールを安定的に生産できる。

　タキソールは現在卵巣がん治療の第一選択薬（治療でまず最初に使う薬）の一つになっているだけでなく、非小細胞肺がん、乳がん、胃がんなどの治療にも使われている。タキソールは微小管に作用し、微小管を安定化させる。その結果、紡錘体の正常な機能が失われ、細胞分裂が阻害される。この作用は当然正常細胞に対しても起こるが、タキソール感受性のがん細胞

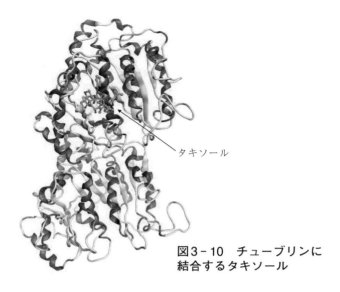

タキソール

**図3-10　チューブリンに
結合するタキソール**

において著しく起こる。

　それでは、タキソールはどのように微小管を安定化している
のだろうか？　この解答を得るために、微小管の１単位である
チューブリンとタキソールが結合した状態の電子線結晶構造解
析が行われた。その構造を図3-10に示す。

　チューブリンは α と β の２つのサブユニットからなるが、タ
キソールは β-サブユニット（図では上に示した）に結合して
いる。微小管が伸びたり縮んだりして構造をダイナミックに変
化させるためには、これら２つのサブユニットは柔軟でなけれ
ばならない。実際に、タキソールが結合していない時には、タ
キソールが結合する部位には空隙（図3-11（ａ））があり、
それが β-サブユニットに柔軟性をもたらしている。しかし、
タキソールが結合すると、その空隙は塞がれ（図3-11

（a）タキソールが結合
していない状態

（b）タキソールが
結合した状態

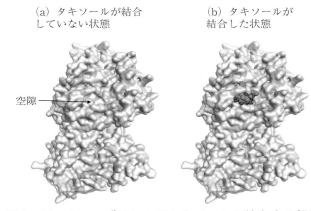

空隙→

図3-11　チューブリン上でタキソールが結合する部位

（b））、その空隙周りの柔軟性が失われてしまう。多くのがん
細胞は、細胞分裂の速度が速く、微小管の柔軟な構造変化は必
須である。したがってタキソールは、より分裂の激しいがん細
胞により効果的に働くことになる。

　タキソールの研究開発には、多くの問題が付きまとってき
た。しかし、その開発をあきらめずに続けてきた多くの研究者
や技術者のおかげで、たくさんのがん患者が救われている。た
くさんのサンプルの中からていねいな実験で最初の発見をした
研究者、多くのデータの中から埋もれそうになっていたこの研
究を発掘したディレクター、政府機関内での研究で終わらせ
ず、あえて民間への導出を決断したNCI、原料確保の大問題
を解決した企業の研究者、難しい化学構造の全合成に挑戦した
化学者等々、時に多くの批判を浴びながらも、これら多くの人
たちの努力で、かけがえのない命がたくさん救われている。特
許は既に切れ、タキソールは現在ジェネリック薬になっている。

3-4 抗体でがんを治す

　私たちの体には免疫という、素晴らしい防御システムがある。病原菌などの異物が入ってくると抗体というタンパク質が作られ、その抗体を手がかりにそうした異物は私たちの体から排除される。ワクチンも実は抗体を作るための一つの方法である。免疫反応は、人体に本来備わっている機能なので、これを活用すれば、有効かつ安全な薬が作れるはずである。

　まず、抗体の構造と働きについて簡単に述べることにする。図3-12に示すように、抗体は原則として長短2本のポリペプチド鎖2対からなるタンパク質である。長い鎖を重鎖（H鎖）、短い鎖を軽鎖（L鎖）と呼ぶ。重鎖は4個のドメインからなっており、軽鎖は2個のドメインからなっている。これらのドメインは主としてβストランドから成り立つ基本的に共通の立体構造を取っている。

　重鎖同士は2本のジスルフィド結合（2つのシステイン残基のS原子間のS-S結合）で結合し、重鎖と軽鎖は1本のジスルフィド結合でつながれている。2組の重鎖と軽鎖は左右対称に配置するので抗体は全体としてYの字をしている。また重鎖の下の2つのドメインと上の2つのドメインをつなぐ部分は柔軟性に富んだ構造をしており、ヒンジ（蝶番）部分と呼ばれている。ジスルフィド結合もある程度柔軟性を持っているので、重鎖同士そして重鎖と軽鎖は相対的にある程度動ける自由度を持っている。

　重鎖の下の2つのドメインの対はFc領域と言われる。一方、重鎖の上の2つのドメインと軽鎖の2つのドメインの対からなる領域をFab領域と言う。Fab領域の先端部分の2つのドメインは可変ドメインと呼ばれる。その理由はこのドメイン

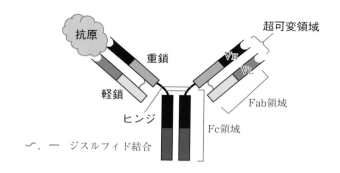

図3-12　抗体の構造

のアミノ酸配列が多様であるからであり、特に、図で凹面で示したV$_H$およびV$_L$の先端のアミノ酸は変化に富み、この領域は超可変領域とも呼ばれる。この超可変領域は、抗原と相補的な性質を持ち、効果的に特定の抗原を認識するので、相補性決定領域（complementarity determining region：CDR）とも呼ばれる。

　私たちは極めて多様多種類の異物（抗原）に日夜曝されている。それらを私たちが意識しないうちに駆除してくれるのが抗体である。駆除をする対象が極めて多種類であるので、それらに対する抗体をいちいち作っていたのでは、実に非能率的であり、かつ不経済である。生物は能率第一、経済第一である。そこで生物が編み出したのが、万能ドライバーの発想である。万能ドライバーとは、グリップ部分が共通で、多種類のねじに対するブレードをソケットに入れ替えて使うものである。かつては、我が家でもサイズの異なるマイナスやプラスのドライバーを各数本ずつ用意していた。不経済であるだけでなく、収納場所を取ったので、万能ドライバーが出た時は、一つの感動であ

った。今ではそれがさらに電動になり利便性が向上している。

　このように、異なる抗原に対して、抗体は基本的に万能ドライバー的な対処をしている。万能ドライバーのブレードがV_HおよびV_Lドメインの先端部分であり、その他のドメインは直接には抗原に接触しない。V_HおよびV_Lドメイン以外の部分は、万能ドライバーでのブレードをきちんと支える働きをするだけでなく、抗原が結合したことを、抗原を駆除する機能を持った体内の別の部隊に知らせる働きも持つ。私たちが利用できるアミノ酸はたった20種類しかない。しかし、これらを超可変領域で巧妙に３次元的に配置することで、無限に近い抗原に対するブレードを私たちは作ることができる。正に驚異のメカニズムである。

　抗体の働き方は主に３とおりある。

　１番目は、働きを止めたい標的分子に特異的に結合して、その働きを妨害する抗体である。このような抗体を中和抗体とも言う。図１−４の第１のタイプの医薬分子と同じ働きである。

　２番目は、少しいかめしい名前だが、抗体依存性細胞傷害活性（antibody-dependent cellular cytotoxicity：ADCC）を示す抗体である。この抗体が病原体や細胞に結合すると、結合した抗体がNK細胞とかマクロファージなどの免疫細胞を呼び寄せる。そして、これらの免疫細胞が病原体や細胞を破壊する。抗体自身には、破壊する能力はない。

　３番目は、補体を利用して病原体等の細胞を破壊する活性（complement-dependent cytotoxicity：CDC）を持つ抗体である。この抗体が、これらの細胞を認識して結合すると、補体と呼ばれる一群のタンパク質の働きが活性化されて、病原体等の細胞が破壊される。

　これ以外にも抗体の働き方はあるが、いずれも標的を正確に

認識するという抗体の素晴らしい能力に基づく。

　この抗体の素晴らしい働きを薬として使えないかという考え
は、ずっと以前からあった。しかし、それがある程度現実的に
使えるようになったのは、この25年ほどである。バイオテク
ノロジーの発達と疾病に関係する標的分子を同定する科学の発
展が、抗体を活用する大前提だったからである。今、その両方
の技術が比較的手軽に使えるようになり、抗体技術を活用した
薬の開発研究がかつてないほど盛んになっている。この節で
は、そうした抗体医薬の一つであるハーセプチンについて述べ
る。

　がんは発症する臓器によって大まかに分類されるが、各臓器
に発症するがんにも非常に多くの種類がある。性質の比較的良
いものも、極めて悪いものもある。例えば胃がんでも、胃壁表
面に生じるものもあれば、スキルス性胃がんのように胃壁の内
部に生じるものもある。同じ胃がんでも、発症の分子レベルで
のメカニズムは異なることが分かってきている。

　乳がんについても同じであり、ある乳がんの進行速度が他の
乳がんよりもずっと速いことが分かった。この乳がんはさらに
非常に再発しやすいことも分かった。そこで、この乳がんのが
ん細胞は他の乳がんと比べて、いったい何が特殊なのかが調べ
られた。分子メカニズムが分かれば、その対策ができる。現代
の創薬はほとんどがこのアプローチでなされていると言っても
過言ではない。

　医療に関しては、近年「科学的根拠に基づく医療」
（evidence-based medicine略してEBM）が非常に強調されて
いる。素人目には、「それでは今までの医療はEBMではなか
ったのか」と思われるほど強調されている。薬に関してこの言
葉をスライドさせれば、「分子レベルの理解に基づく薬」とい

うことになる。生命科学の進歩により、最近では特定の病気に密に関わっている遺伝子、そしてその遺伝子の作るタンパク質を突き止めることができる。

言うまでもなく、悪性の乳がん細胞の増殖は活発である。細胞の増殖や分化が必要になると、増殖・分化すべき細胞にその信号（シグナル）を伝える役目を持つ分子が、生体内で放出される。この分子はシグナル伝達分子とも呼ばれる。既に第１章１−２節で述べたリガンド分子は、シグナル伝達分子である。

リガンド分子は増殖・分化すべき細胞の表面にある特定のタンパク質に結合する。すると、このタンパク質は活性化されて（通常は構造が変化して）、そのシグナルを細胞内部に伝え、実際に増殖・分化が起こる。細胞の内外に存在し、様々なシグナル分子の受け手になり、その情報を実際の反応につなげる役目を持っているタンパク質のことを、受容体（レセプター）と言う。したがって、受容体は医薬分子の有力な標的分子になる。

さて、先の悪性の乳がんのがん細胞では、健常人の細胞に比べ、HER2と命名されたタンパク質が過剰に発現していることが分かった。HER2とはヒト上皮細胞成長因子受容体２型（human epidermal growth factor receptor 2）の略である。名前はいかめしいが、内容は簡単である。HER2はその細胞に増殖を促すシグナルの受け手である。つまり、HER2が細胞（この場合乳房細胞）の表面に過剰発現すると、その細胞はどんどん増殖するようになる。がん化である。

HER2はもちろん正常細胞にもあって、その増殖に関係しているが、特定の患者ではHER2の量が極めて多いことが分かった。HER2は細胞の表面に埋め込まれた受容体タンパク質であり、チロシン・キナーゼの働きをする。既に述べたように、チロシン・キナーゼはリン酸を受け渡す機能を持っており、細胞

の増殖や分化などに深く関わっている。HER2も例外ではなく、乳がんの増殖に関わっていることが分かった。20％ほどの乳がんでは、このHER2の過剰発現が起こっている。このがんをHER2＋乳がんと言う。HER2を過剰発現している場合、その乳がんの進行が速いだけでなく、再発率が高く、かつ予後が悪い。HER2という標的分子が分かったので、HER2に特異的に結合して、HER2の働きを止めることのできる分子を探せば、その分子はこの悪性の乳がんの治療薬になると期待される。

　特異的に特定の分子を認識するという点からは、先に述べた抗体は極めて優れている。HER2＋乳がんの患者の体内では、少なからずHER2に対する抗体を産生している。その抗体を活用すれば、抗HER2＋抗体を作ることができるが、いろいろな意味からヒトからの抗体を利用することには問題がある。そこでアメリカのジェネンテックという会社の研究者はヒト由来のHER2をマウスの体内に入れて、マウスの免疫作用を利用して、HER2に対する抗体を作った。

　マウスなど他の動物で作った抗体がそのままヒトにも応用できればよいが、そう簡単ではない。マウスで作った抗体は、ヒトの免疫系によって異物と判定され、分解されるか、ひどいアレルギー反応を起こしてしまう。虫の良い話であるが、マウスで作っておいて、ヒトの免疫系をごまかす方法がいろいろ考えられた。人間社会では、偽装された食品でたわいもなく騙されてしまう人が民にも官にも多いが、私たちの体内の免疫機構は極めて厳格な検品作業をする。しかし、そこまで騙すことのできた人間を褒めるべきか、どこの世界にも裏があるというか、私たちはその厳格な検品作業を上手にごまかす方法を見出すことができた。

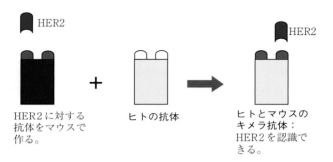

HER2に対する
抗体をマウスで
作る。

ヒトの抗体

ヒトとマウスの
キメラ抗体：
HER2を認識で
きる。

図3-13　キメラ抗体とは

その一つがキメラ抗体というもので、半人半魚ならぬ半人半鼠の抗体である。その様子を図3-13に示した。HER2に結合する部分は絶対に大事なのでマウスが作ってくれたものを残すが、他の部分はそっくりヒトの抗体に挿げ替えるというものである。今ではこのような芸当も、遺伝子工学の技術を使えば、大学生にもできる。万能ドライバーの例えでいくと、使い慣れたグリップに、特殊なネジを締めるために特注したブレードを取り付けるというものである。

このような発想で作られた抗体がトラスツズマブ（trastuzumab）である。トラスツズマブの商品名はハーセプチンであり、この方が発音しやすいのでよく使われている。トラスツズマブはHER2＋乳がんに対して高い治癒効果を示し、大きな成功を収めた。特定の標的分子（この場合HER2）を狙い撃ちにする医薬分子であることから、トラスツズマブも分子標的薬と呼ばれている。先のイマチニブとともに、トラスツズマブは、分子標的薬の幕開けを告げる代表薬として大きな脚光を浴びた。トラスツズマブは先に述べたパクリタキセル（タキソール）と併用されることが多い。

　では、トラスツズマブは本当に特異的にHER2を認識して、その抗がん活性を示しているのだろうか？　それを検証するために、HER2の中で問題の機能を有する部分（細胞膜の外側に出ている）を取り出して、この部分とトラスツズマブを相互作用させ、それを結晶化した。トラスツズマブがHER2と相互作用する様子を図3‒14に示す。図3‒14（a）では、分子の表面を示した。

　右側にトラスツズマブがあり、上側に横たわっているのがHER2である。トラスツズマブの上端（CDR領域）がHER2の先端を隙間なく、しっかりと認識していることが分かる。図3‒14（b）では、Fabを模式図で、HER2の非水素原子をスティック・モデルで示した。Fabの構造の大部分がβストランドで構成されていることが分かる。Fabの上端には何本もループが伸びており、それらのループがHER2の末端のアミノ酸残基を取り囲んでいる様子が分かる。興味深いことに、大きなHER2のごく一部をトラスツズマブが認識している。

　トラスツズマブはHER2に特異的に結合してHER2過剰発現による異常な反応を抑制する一方、ADCC抗体としても働くと考えられている。つまり、HER2に特異的に結合するトラスツズマブをNK細胞や単球のような細胞傷害作用を持つ細胞が認識し、これらの細胞により乳がん細胞が破壊される。トラスツズマブがHER2を特異的に認識するところまでははっきりしているが、その後に起こる事象は複雑で全貌が分かっているわけではない。

　トラスツズマブの一つの大きな欠点は、投与したほとんどの人にすぐ耐性が現れることである。残念ながら、まだこの耐性のメカニズムについては、詳細が分かっていない。さらに現実的な問題の一つは、治療費がかなり高くつくことである。抗体

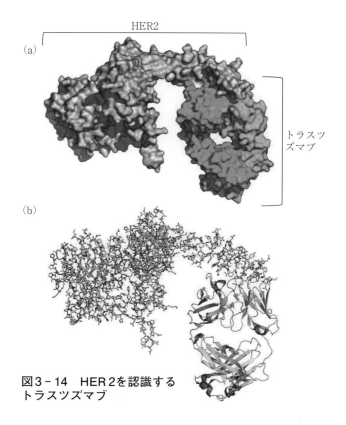

**図3-14 HER2を認識する
トラスツズマブ**

医薬は一般に低分子医薬品に比べて高価である。なぜそんなに
高価なのかを尋ねられた時に、開発元のジェネンテック社は明
快な回答をしなかったという逸話がある。現在多くの製薬会社
が抗体医薬に力を入れているのには、この辺にも理由がありそ
うである。しかし、トラスツズマブの登場で多くの患者の命が
救われたことは確かであり、外科的な切除を免れた人の数も少

なくない。

3-5　免疫チェックポイント阻害薬

新薬が承認されてもあまり大きなニュースにはならないが、2014年7月に皮膚がん（メラノーマ）の治療薬として承認された一つの抗がん薬は大きな話題になった。年間治療に要する薬価が約3800万円という高額だったからである。この抗がん薬ニボルマブ（商品名オプジーボ）はそれまでにはなかった新しい仕組みでがん細胞に作用するものである。

がん細胞等の病原体に対して私たちは決して無防備であるのではなく、いくつかの防衛（破壊）手段を持っている。その一つがT細胞である。活性化されたT細胞は十二分にがん細胞を破壊することができる。むしろこの強過ぎる反応で自分自身を攻撃しないように安全装置が組み込まれているくらいである。このような働きをする一群の分子が免疫チェックポイント分子というものである。そうしたチェックポイント分子の一つにPD-1という受容体があり、活性化されたT細胞に発現する。

図3-15（a）に、活性化されたT細胞ががん細胞を認識して破壊する様子を示す。がん細胞の表面にはMHC（major histocompatibility complex：主要組織適合遺伝子複合体）という分子があり、そこにがん細胞の目印になるペプチド（がん抗原ペプチド）が提示される。一方、T細胞表面にはそれを認識するTCR（T cell receptor：T細胞受容体）という分子がある。この場合、認識されたがん細胞表面にはPD-1受容体と相互作用する分子がないので、非自己の病原体と認識され、破壊される。この反応が起こっている限り、がん細胞ができても、速やかに破壊される。

ところが、がん細胞の中にこのPD-1受容体の働きを無力化

（a）活性化T細胞は、がん細胞を攻撃・破壊できる。

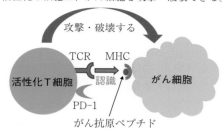

（b）しかし、がん細胞がPD-L1等のタンパク質を発現していると、活性化T細胞はそのがん細胞を破壊できない。

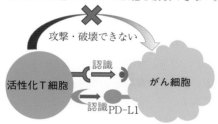

（c）抗PD-1抗体は、PD-L1によるPD-1の認識を妨害する。その結果、PD-L1等のタンパク質を発現しているがん細胞でも活性化T細胞は攻撃・破壊できるようになる。

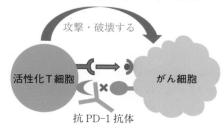

図3-15　T細胞ががん細胞を認識して破壊する様子

する分子を持つがん細胞がある。そうしたがん細胞では、細胞表面にPD-L1またはPD-L2というリガンド分子を発現する。これらのリガンドは図3-15（b）に示すように、PD-1受容体に結合してしまう。するとT細胞は、このがん細胞をがん細胞として認識しなくなるので、攻撃しない。つまり、がん細胞は免疫から逃れて、生存し、かつ増殖できることになる。

　これは困ったことだが、一方でこの仕組みを妨害できれば、再び活性化T細胞はがん細胞を攻撃・破壊できることも意味する（図3-15（c））。PD-1とPD-L1/PD-L2の認識を妨害する薬が、先のニボルマブである。免疫チェックポイント分子の一つであるPD-1受容体の働きを妨害することから、ニボルマブのような薬を免疫チェックポイント阻害薬と言う。実はニボルマブは既に出てきたハーセプチンと同様に抗体であり、PD-1に対する抗体である。この抗体がPD-1に結合するとがん細胞のPD-L1/PD-L2は働かなくなるので、活性化T細胞は、このがん細胞を攻撃・破壊することができる。がん細胞に特異的に発現するPD-L1/PD-L2リガンドの働きを止めるので、非常に効果的な抗がん薬になれる。しかし、他方で正常なT細胞のPD-1の働きを妨害するので、その効果による副作用は伴う。つまり、自分自身の免疫作用の一部を犠牲にすることになる。幸いなことに前者の正の作用が後者の負の作用を大きく上回っているため、ニボルマブは極めて有用な抗がん薬として使われることになる。

　それでは、ニボルマブはどのようにPD-1を実際に認識して、その作用を封じているのだろうか？　その説明をする前に、まずPD-1をPD-L1がどのように認識するかを見てみよう。図3-16にX線解析で明らかになったヒト由来のPD-1にPD-L1が結合する様子を示す。PD-1は白い分子表面で表す。

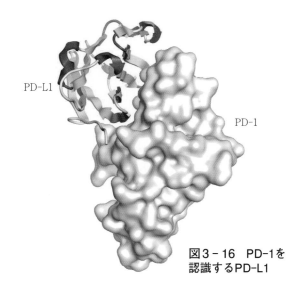

図3-16　PD-1を認識するPD-L1

　この図でPD-1の下側がT細胞側である。左上にリボン・モデルで示したのが、PD-L1である。PD-L1の大部分は β ストランドとループで作られている。PD-1の上部の空いたところにPD-L1が相補的に結合していることが分かる。この相互作用は強いので、PD-1は相手を自己と認識してしまい、このPD-L1を持ったがん細胞を攻撃することはない。

　さて、図3-17に示すように、ニボルマブは重鎖（パープル）と軽鎖（グリーン）の先端にあるCDRでPD-1に結合する。その結合領域はPD-L1が結合する領域と基本的に同じである。その領域をニボルマブはしっかりと覆って、PD-L1の接近をブロックしてしまう。したがって、ニボルマブが結合すると、PD-L1は事実上働かなくなるので、活性化されたT細胞はがん細胞をきちんと認識して、攻撃・破壊することができ

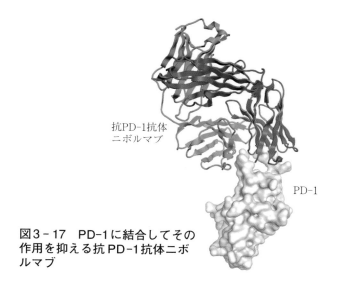

抗PD-1抗体
ニボルマブ

PD-1

**図3－17　PD-1に結合してその
作用を抑える抗PD-1抗体ニボ
ルマブ**

る。この構造もX線解析で明らかにされた。

　図3－16と図3－17を比較して見て、不思議に感じるかも
しれない。両者でPD-1の形が少し異なるということである。
実は、これは決して不思議なことでも、珍しいことでもない。
PD-1のようなタンパク質（受容体分子）は認識すべき相手と
なる分子と相互作用すると立体構造を変化させ、相互作用を最
大にして相手を認識する。このような立体構造変化を誘導適合
（induced fit）と呼ぶ。本書で述べられるほとんど全ての例に
おいて、標的分子だけの状態（アポ（apo））の立体構造とリ
ガンドや医薬分子が結合した状態（ホロ（holo））の立体構造
はまったく同じということはない。先に述べた酵素のような比
較的構造の硬いタンパク質でさえも、医薬分子やリガンドと相
互作用すると立体構造が少し変化する。タンパク質とタンパク

質が相互作用する場合には、PD-1の例のようにその変化は比較的大きくなる。

　分子レベルでの構造解析により、ニボルマブがPD-L1との相互作用に重要なPD-1領域に特異的に結合することで、免疫チェックポイント分子の働きをキャンセルして、がん細胞のみの破壊を促進することが明確に示された。ニボルマブは、正に分子標的治療薬の一つと言える。

　一種の社会問題にすらなったニボルマブ（オプジーボ）の高額な薬価は、この薬の適用拡大に伴って下がり、2018年末には年間の薬価が1090万円ほどになった。これでも非常に高価な薬の一つだが、適用拡大により多くの患者のQOLが改善され、個人の経済的な負担も少なくなったことは望ましいことである。現在では、ニボルマブと同じようにPD-1に結合して、T細胞の活性を復元してがん細胞を攻撃・破壊する抗体薬が複数使用され、種々のがんの治療に用いられている。

　これらの素晴らしい抗がん薬を人類が手に入れることができたのは、紛れもなく「免疫チェックポイント分子PD-1という受容体タンパク質がT細胞表面に発現し、このタンパク質が抗腫瘍免疫応答を抑制する」という発見があったからこそである。すなわち「免疫チェックポイント分子」の存在とそれらの機能の発見が、がん治療に革命的と言える変革をもたらした。PD-1は、京都大学の本庶 佑らによって1992年に発見され、その業績により、本庶佑は2018年のノーベル生理学・医学賞を受賞した。先のニボルマブが実際に医薬分子として承認されたのは、PD-1発見から実に20年以上経過した2014年のことである。

　現在、日本では基礎研究がおろそかにされている。確かに、短期的に見ると、基礎研究の効果は見え難い。基礎研究への予

算の何倍もの予算をオリンピックのような事業につぎ込み続ける現在の日本から、20年後に実を結ぶ研究が果たして今後も生まれるのか、はなはだ疑問である。

3-6 がんとの闘いはまだ終わっていない

　本章でいくつかの素晴らしい抗がん薬が、いかにがんと闘うかについて見てきた。外科的な治療によらず、薬で治す治療を化学療法と言うが、化学療法によるがん治療は着実にその効果の幅を広げている。しかし、残念ながら全てのがんを治すことは薬ではできていない。また抗がん薬に対する耐性という厄介な問題も、まだ解決できるまでには至っていない。

　これまで人類はがんと闘う過程で、生命現象の基本に関わる多くのことを学んできている。さらに、日進月歩の生命科学の発展から得られる知識は、がんの発生のメカニズムを分子のレベルで理解する大きな助けになっている。本章では、これらの知識を有機的に活用すれば、新しいタイプの有用な抗がん薬を創出・発見できることを、いくつかの例をとおして見てきた。それらの例から、より有効でしかも安全性の高い抗がん薬を開発する上で、抗がん薬が生体中のどのような分子とどのような相互作用をしているか、その分子レベルでの理解が必須であることがお分かりいただけたものと思う。がん撲滅に向けた闘いは、人類にとって正に聖戦である。そうした聖戦に日夜挑んでいる多くの研究者たちの地道な努力によって、これらの素晴らしい抗がん薬は見出されてきたことを付け加えたい。

第 **4** 章

見えない敵

4-1 見えない敵とは

　この章の標題は英語では "The Invisible Enemy" となる。しかし透明人間の話ではない。かつてイギリスのBBCが連続SFシリーズとして放映したテレビ番組に、「ドクター・フー（Doctor Who）」があり、1963年に初めて放映された。そのシリーズの一作が、「The Invisible Enemy」である。

　時は西暦5000年、人類が太陽系に進出している最中のことである。1隻の宇宙船が木星の衛星タイタンへ帰還する途中で、雲状の物体の中を通過する。実はその雲の中に高度に進化したウイルスが潜んでおり、宇宙船はそれに感染してしまう。宇宙船の乗組員からの救難連絡を受けたドクターはタイタンへ向かうが、その途中で雲の中を通過し、ドクターもそのウイルスに感染してしまう。急速にウイルスの感染は広がり、ついにその感染を止めるには、ドクターの体内に実際に入ってウイルスの中枢（核）と直接対決しなくてはならない状況になってしまう……、というあらすじである。物体としてのウイルスと、今で言うコンピュータ・ウイルスの概念をミックスしたようなストーリーで、先見の明があった作品だと筆者は思っている。シリーズのDVD版は2008年9月に発売された。

　ウイルスはバクテリアより遥かに小さな物体である。バクテリアは光学顕微鏡を通して直接目で見ることができるが、ウイルスは直接見ることができない。正に見えない物体である。そのため、ウイルスに関する本格的な研究が始まったのは、20世紀もしばらく経ってからのことである。植物も病気に罹るが、その多くがウイルスによる。しかし長い間、その病気が何で起こるのか不明であった。そうした中、スミス（Kenneth M. Smith）はトマトを奇形にしてしまう物体を発見し、これ

をトマト・ブッシー・スタント・ウイルス（TBSV）と名づけた。1935年のことである。

　精製してみると、トマトを台無しにしてしまうこの物体は何とタンパク質と核酸（リボ核酸）のみからできており、非細胞性生物とでも言うべきものであった。1938年には、この不可思議な生物をさらに結晶にすることができた。生物がきらきら光る結晶になる！　多くの生物学者には、にわかに信じられない出来事であった。バナール（John Desmond Bernal）はこの結晶からのX線回折を基に、このウイルスの分子量は900万にも及ぶと解釈した。

　生物を丸ごと結晶にしていまい、その生物の構造の全てを明らかにしてしまう。生物学者にとって夢のようなことが実現するまでには（そして懐疑的な生物学者の疑いを晴らすまでには）、最初のX線回折のデータが取られてから約40年の月日が経たねばならなかった。その間、DNA二重らせんの発見で有名なクリックとワトソンは、このウイルスはらせんまたは正二十面体を取るのではないかと予測した。1956年のことである。実はその予想が正しかったことが20年後に証明される。1978年になってハリソン（Stephen Harrison）らが、その構造をX線解析で明らかにすることにやっと成功した。

　ハリソンはこの問題に実に12年間も挑戦し続け、この快挙を成し遂げた。その努力と忍耐には、まったく頭が下がる思いである。細切れの成果でも、こまめに出すことが要求される日本の研究環境では、とても考えられないことである。社会の仕組みだけが整っていても駄目だが、個人の努力だけではよい研究成果は出ない。科学研究がますます細分化され、精密化していく今日では、根気よく一つのテーマを突き詰めることは以前にも増して重要になっているのだが……。

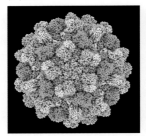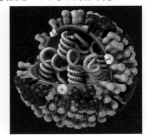

図4-1　ウイルスの外形
（画像提供　左：Science Photo Library/Aflo，右：CDC）

　さて、話を戻そう。先に述べたように、このウイルスはタンパク質とリボ核酸からできているが、その外形はサッカーボールのような形（図4-1（a））をしている。ハリソンらが明らかにした構造によると、そのボールの外側の殻（外被）は1種類の同一のタンパク質が180個集合してできている。各タンパク質は387個のアミノ酸からなっている。

　このタンパク質の一つを図4-2に示した。このタンパク質は大きく分けて2つの部分からなり、その各々は8本のβストランドから構成されている。一つの部分はボールの内側の方向にあり、もう一つは外側に突き出ている。このようにタンパク質の中で塊を作っている部分を、ドメインと呼んでいる。すなわち、このタンパク質は2つのドメインからなっていると言うことができる。上のドメインはちょうどスパイク・タイヤのスパイクのようにウイルスの外側に突き出ており、下のドメインは外被を形成している。

　各ドメインの中では、βシートが樽のような形を作っている。樽に相当する英語のバレル（barrel）をとって、このよう

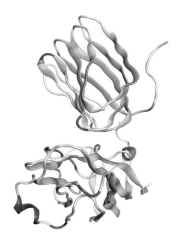

**図4-2　トマト・ブッシー・スタント・ウイルスの外被
タンパク質**

な構造を β バレル構造と呼ぶ。β バレル構造は様々なタンパク
質中にも見られ、タンパク質の立体構造を構成する上で重要な
骨組みになっている。このタンパク質がウイルス・ボールの外
被を作っている。

　リボ核酸（RNA）はどこにいるのだろうか？　約4500個の
ヌクレオチドからなるRNAは、このボールの中にでたらめに
ぐるぐる巻きに入っているものと考えられている。残念なが
ら、規則構造を取らない場合は、X線解析では認識できない。
このようにTBSVは正二十面体を取っており、その中ではタ
ンパク質は整然と配列していることが分かったが、この極微の
単純な、むしろ美しい構造体が宿主（ウイルスが感染した生
物）のトマトに矮化や奇形などの症状を引き起こすことを不思
議に感じるのは筆者だけだろうか？

ウイルスは、バクテリアよりさらに簡単な構造を取っているので、これを生物とするか無生物と考えるかは難しい問題である。生物の特徴として挙げられる一つの条件に、「自分自身で複製（増殖）していくこと」があるが、ウイルスは自身が分裂して増殖することはできない。ウイルスは、宿主である生物の細胞に侵入し、外被の内部にある核酸（DNAまたはRNA）に書かれた遺伝情報を用いて、増殖に必要なタンパク質を宿主に作らせる。ウイルスによって搾取され、植民地化された細胞は疲弊し、その細胞からなる生物は死んでいく。

　同じ寄生生物でも、バクテリアとウイルスには決定的な違いがある。バクテリアは感染した細胞を毒素で破壊する。したがって、バクテリアを除けば、その毒素は消え、個体は助かる。しかし、ウイルスはその遺伝情報を宿主の染色体の中に紛れ込ませる。ウイルス本体は情報そのものと言える。情報処理中枢に入り込んだ情報の削除は極めて難しい。つまり、いったんウイルスが染色体に感染すると、それを取り除くことは困難である。

　コンピュータを乗っ取る小さなソフトウェアをコンピュータ・ウイルスと言うが、正に多くの点で本物のウイルスと同じ特性を持っている。

4-2　インフルエンザ

　実はウイルスにはいろいろな種類があり、インフルエンザを引き起こすウイルスはTBSVとはかなり異なった構造を取っている。インフルエンザ・ウイルスは、図4-1（b）に示すようにTBSVの規則的な外観に対して、かなり異なる外観をしており、見ようによっては見るからに「悪そうな」という印象がある。インフルエンザ・ウイルスにはA、BおよびC型が

今のところ知られているが、いわゆるインフルエンザの原因になるのはAおよびB型である。インフルエンザは、ちょうど年中行事の一つのように風邪の季節になると話題に上るが、ワクチン接種による予防が確立していたので、1997年までは特に大きな問題にはならなかった。1918年のスペイン風邪流行の時には全世界で2000万人以上の命が奪われたが、それは古い昔の災害のように考えられていた。

しかし、1997年の香港での事件は、インフルエンザに対する考えを一変させた。それまで鳥類のみに感染すると考えられていた鳥インフルエンザ・ウイルスが、ヒトに直接伝播されることが確認されたからである。簡単に言うと、新型ウイルスによるインフルエンザの大流行（感染爆発すなわちパンデミック（pandemic））の可能性が現実的になったのである。

最近のパンデミックは2009〜2010年に発生した。幸いにも大きな被害は出なかった。残念ながら、スペイン風邪のようなパンデミックがいつ起こるかは今のところ予測できない。一方、季節性インフルエンザに感染する人の数は例年1000万人と推定されており、重篤にならないにせよ決してインフルエンザの脅威から私たちが自由になったわけではない。

4-2 _1　ヘマグルチニン

TBSVと異なり、インフルエンザ・ウイルスの外被はタンパク質ではなくリン脂質膜（脂質二重層）でできあがっており、この膜に少なくとも2種類のタンパク質が結合している。これらのタンパク質には糖が結合しており、糖タンパク質と呼ばれている。一つは赤血球を凝集する作用を持つヘマグルチニン（HA）であり、もう一つはノイラミニダーゼ（NA）という酵素の働きを持つタンパク質である（図4‐3）。これら2つの

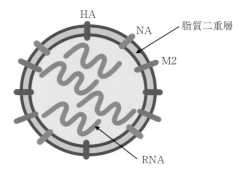

図4−3　インフルエンザ・ウイルスの構造
HA、NAおよびM2はタンパク質を示す。

タンパク質はスパイク・タイヤのスパイクのように、ウイルスの表面に突き出ている。この2種類のタンパク質の巧妙なインタープレーで、インフルエンザ・ウイルスは私たちの細胞に取り付いて、増殖していく。A型のインフルエンザではHAとNAの変異が特に多く起こる。大ざっぱに分けると、これまでHAについて16種類、NAについて9種類の変異が知られている。異なる変異体のことを亜型と呼んでいる。各タンパク質の変異の組み合わせで、例えばH1N1のように亜型が表現される。合計144とおりの亜型があることになる。最近では国立感染症研究所などが、そのシーズンのインフルエンザ・ウイルスの型を速報で発表している。

　例えば2019年2月に出された速報では、H1N1およびH3N2亜型がそのシーズンのA型として報告されている。B型のウイルスの変異は少なく、いったん作ったワクチンを比較的長期に使うことができる。世界をパニックにするパンデミックを引き起こすのはA型である。

　ワイリー（Don C. Wiley）らは1987年に、ヘマグルチニン

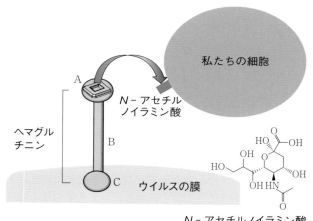

図4-4　ヘマグルチニンの構造と働き

　の立体構造をX線解析で明らかにすることに成功した。ヘマグ
ルチニンはまったく同じタンパク質が3個集合してできあがっ
ている。1つのタンパク質はさらに2つの鎖からなっている。
構造がとても複雑なので図4-4に1つのタンパク質の全体構
造を模式的に示す。
　このタンパク質は大きく分けると、3つの部分からなってい
る。ウイルス自身の外被膜につく場所（C）、私たちの細胞に
結合する部分（A）、そしてそれら2つの部分をつなぐ部分
（B）である。X線解析で明らかになったヘマグルチニンの実
際の構造を図4-5に示す。A部分は8本のβストランドから
なるβシート構造を取っており、TBSVと同じβバレル構造を
取っている。このA部分の表面には図4-4のようなくぼみが
ある（図4-5では右側）。

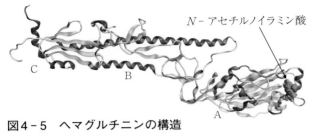

図4-5 ヘマグルチニンの構造

　私たちの細胞の表面には、N-アセチルノイラミン酸（図4-4）という糖の一種が突き出ている。この突起は細胞同士が連絡し合って、整然と生物体を構成したり、生命現象を運営していく上で非常に大切である。N-アセチルノイラミン酸はもともとこのような目的で使われているものだが、ウイルスはヘマグルチニンのA部分にあるこのくぼみで、巧妙に私たちの細胞表面にあるN-アセチルノイラミン酸を見分けて、私たちの細胞に取り付いてしまう。図4-5のA部分のくぼみには、実際にN-アセチルノイラミン酸が結合している。A部分のくぼみがちょうどN-アセチルノイラミン酸を収納するのに適する大きさと形を持っていることを、図4-6（a）は示している。またA部分にあるいろいろなアミノ酸がN-アセチルノイラミン酸と水素結合して、見事にA部分に取り込んでいる様子が図4-6（b）から分かる。私たちの生命活動にとって重要な部分を狙い撃ちしての、ウイルスの巧みな攻撃である。

　このA部分にある「くぼみ」に結合できるN-アセチルノイラミン酸類似の分子は、ヘマグルチニンの働きを妨害することができるので、インフルエンザ対策の薬になれる。残念ながら現在そのような医薬分子は市販されていない。もちろん、ここまでヘマグルチニンの作用と構造が分かっているので、遠くな

（a）認識部位を分子表面で
表し、認識されるN-アセ
チルノイラミン酸を緑で示
した。

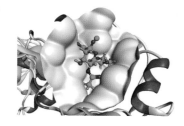

（b）認識部位周辺のアミノ
酸（白）とN-アセチルノイ
ラミン酸（緑）を示した。
点線は水素結合を示す。

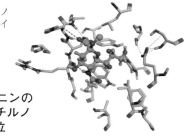

**図4-6　ヘマグルチニンの
先端にあるN-アセチルノ
イラミン酸の認識部位**

い将来、ヘマグルチニンの作用を抑える医薬分子が開発される
見通しはある。

　治療薬にはつながっていないが、このヘマグルチニンの性質
はインフルエンザに感染しているかどうかの判定、つまり診断
に用いることができる。本書ではほとんど触れないが、実は治
療薬に負けず劣らず、病気の診断薬は重要である。その病気に
本当に罹っているかどうかの判定は、治療に用いる適切な医薬
分子や方法を選択する上でも極めて重要である。ヘマグルチニ
ンは赤血球細胞表面のN-アセチルノイラミン酸に結合し、凝
集を起こす。この反応はHA反応と呼ばれる。

　私たちがインフルエンザ・ウイルスに感染すれば、多くの場
合ウイルス表面にあるヘマグルチニンに対する抗体を作る。し
たがってこの抗体ができているかどうかを調べれば、感染して

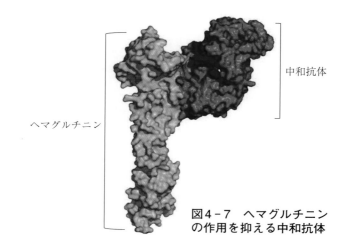

中和抗体

ヘマグルチニン

**図4−7 ヘマグルチニン
の作用を抑える中和抗体**

いるかどうか、普通（？）の風邪かインフルエンザかを判定できる。やり方は簡単で、私たちの血清をとり、この中にヘマグルチニンと赤血球を入れる。抗体があると、抗体はすぐさまヘマグルチニンに結合してしまうので、赤血球の凝集は起こらない。凝集が起こらなければ、ウイルスに感染していることになる。

　抗がん薬として使えるハーセプチンのように、ヘマグルチニンに対する抗体（中和抗体）を治療に使えないだろうか？　インフルエンザ・ワクチンは、自力で各自に中和抗体を作らせるものである（自力更生）。インフルエンザ・ウイルスに対する中和抗体自身は医薬分子として市販されていない。抗体医薬は高価なので、インフルエンザに対して抗体医薬を使うと、医療費が跳ね上がるのは確実である。図4−7にヘマグルチニンに対する中和抗体がヘマグルチニンに取り付いて、その働きを阻害している様子を示した。実際には既に述べたように3本より

になっているが、見やすくするために、1：1で示した。左側の縦長の塊がヘマグルチニンであり、右上の塊が中和抗体のFab部分である。中和抗体は、正にA部分に結合し、N‐アセチルノイラミン酸が結合する部分を覆っている。

　この例を見ると、私たちの体の免疫反応がいかに素晴らしいかが、改めて実感できる。私たちには、本来このように臨機応変で確実に問題を解決する方法が身に付いているはずである。しかし社会的な問題になると、なぜいつでも不適切で手遅れな対処しかできないのか不思議である。ある人たちはその原因を私たちの社会の複雑さに求める。私たちの体を構成する細胞の数は60兆もあり、複雑さにおいても、人間社会に負けない。大きな違いは、多分、各細胞（各個人）の目的設定の明確さの違いにあると筆者は思う。体のどこが悪くても幸福感が損なわれる。その個人が幸福に生きていく、という大原則を全うするために、あらゆる部分（細胞）が一致協力している。理想的な社会像に関して人間はいろいろと考えてきた。しかし、どうも人間の体の働きのように、合理的かつ合目的的に社会は動いていない気がする。私たちは、理想的な社会像を考える上で、自然特に生物の働きのメカニズムにもっと手本を求めるべきではないだろうか。「灯台下暗し」で、私たちが求めるべき理想の社会体制は私たちの体を司っている体制かもしれない。

4-2 _2　ザナミビルとオセルタミビル

　1983年にコールマン（Peter M. Colman）らはもう一つのインフルエンザ・タンパク質であるノイラミニダーゼの立体構造をX線解析で明らかにすることに成功した。その構造を図4‐8に示す。

　ノイラミニダーゼ（neuraminidase）はまったく同じタンパ

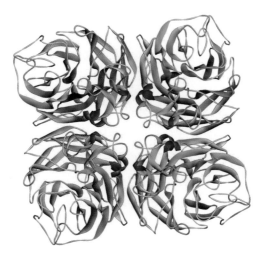

図4-8　ノイラミニダーゼの立体構造

ク質が4個集合して（4量体：テトラマー）作られている。分子全体は、この部分以外に、ウイルスのリン脂質膜に結合する部分、そしてその間をつなぐやはり細長い部分からなっている。ノイラミニダーゼはN-アセチルノイラミン酸部分を切断する働きを持っている。この作用でウイルスは感染した細胞から次々に飛び立って、次の細胞に感染していくことになる。図4-8に示したノイラミニダーゼの頭の部分が、N-アセチルノイラミン酸を切る場所になっている。この頭の部分の1つ（単量体：モノマー）のタンパク質を拡大したものが図4-9である。

　この部分もやはりβシートで作られている。複数のβシートがちょうどプロペラの羽根のように並んでいる。中央部にはぽっかり穴があいているが、読者のご明察のとおり、N-アセチ

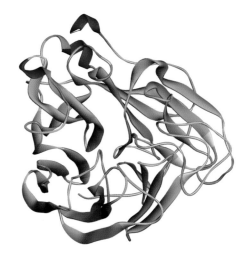

図4-9　ノイラミニダーゼ（モノマー）の立体構造

ルノイラミン酸はこの部分に結合し、そして切断される。ノイラミニダーゼという名前は、ノイラミン酸を切り離すことを意味している。

　ノイラミニダーゼの中のN-アセチルノイラミン酸が結合する場所に、N-アセチルノイラミン酸より速くそして強く結合してしまうものがあれば、そのノイラミニダーゼは二度と働くことができない。N-アセチルノイラミン酸が結合する場所は、もともとN-アセチルノイラミン酸が結合しやすい形をしているはずだから、N-アセチルノイラミン酸と似ている分子（図4-10）がこの目的にはかなう。

　1974年頃から、N-アセチルノイラミン酸の2位にあるOHを除いたDANA（2-デオキシ-2, 3-デヒドロ-N-アセチルノイラミン酸）という分子が、ノイラミニダーゼの阻害をす

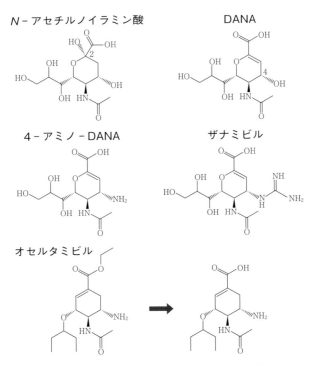

図4-10　ノイラミニダーゼ阻害薬の化学構造

るることが知られていた。つまりDANAは*N*-アセチルノイラ
ミン酸より強くノイラミニダーゼに結合する。コールマンと同
じオーストラリアの研究者であり、当時（1989年）新進気鋭
だったフォン・イツシュタイン（Mark von Itzstein）らは*N*
-アセチルノイラミン酸がノイラミニダーゼに結合しているX
線結晶構造をよく見ながら、DANAよりもっとノイラミニダ
ーゼに強く結合できる分子の可能性を考えてみた。コンピュー

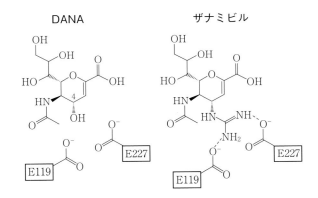

図4-11　ノイラミニダーゼの活性部位におけるDANA およびザナミビルの結合様式

タを使って、DANAをどのように変化させたら、ノイラミニダーゼにより強く結合できるか（つまりよく阻害できるか）を検討した。

　DANAがノイラミニダーゼに結合する様子を推定すると、その4位のヒドロキシ基（-OH）の付近にノイラミニダーゼの119番目のグルタミン酸（E119）と227番目のグルタミン酸（E227）が近づいている。図4-11にその部分の摸式図を示す。これらのアミノ酸はいずれもカルボン酸を持っているので、マイナスの電荷を帯びている。もし、4位のヒドロキシ基をプラスの電荷を帯びたアミノ基などにすれば、2つの酸性のアミノ酸との間により強い水素結合あるいは静電相互作用が生じ、強く引き合い、離れにくくなるだろう。コンピュータを用いてその相互作用を計算すると、確かにアミノ基にすると具合がよさそうである。そこで、DANAの4位をアミノ基に変換した分子（4-アミノ-DANA）を合成した。

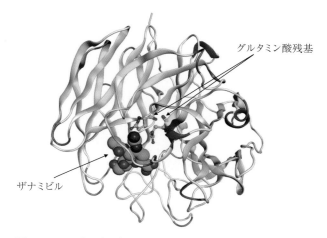

グルタミン酸残基

ザナミビル

**図4-12　ザナミビルがノイラミニダーゼを阻害してい
る様子**

　予想は見事に的中し、この分子はDANAより100倍も強く
ノイラミニダーゼに結合することが実験で示された。ここで彼
らは満足せず、さらに検討を続けた。その結果、4位のアミノ
基の周辺にはまだ空間的に余裕があることが分かった。もう少
し大きめの置換基を4位に入れることができる。プラスの電荷
を帯びた（塩基性の高い）置換基で、アミノ基より大きいもの
にグアニジノ基がある。この置換基はアミノ酸の一つで強い塩
基性を示すアルギニンに含まれ、その塩基性に寄与している。
N原子が3個もあるので、塩基性は間違いなくアミノ基より高
い。この仮説を試すために、グアニジノ基を4位に導入した分
子が合成された。またまた予想は的中した。この分子つまりザ
ナミビル（図4-10）は、強力にノイラミニダーゼに結合し
た（図4-11）。この分子はノイラミダーゼの予想どおりの位

置に、期待したとおりの強さで結合し、Ａ型そしてＢ型のインフルエンザ・ウイルスの増殖を防ぐことができた。

　ザナミビルがノイラミニダーゼに結合している様子は、Ｘ線解析で捉えられている。図４-12に示すように、コンピュータで予測したとおり、グアニジノ基は問題の２つのカルボン酸側に向いていて、この相互作用がザナミビルの強い薬理活性と関係していることが裏付けられた。ザナミビルはリレンザという商品名で販売されており、ＡおよびＢ型のインフルエンザの治療に現在用いられている。残念ながらこの薬は飲み薬にならないので、専用の吸入器を用いて、口から投与する。ザナミビルはインフルエンザ・ウイルスの生命活動の要になっているタンパク質（標的分子）を狙い撃ちしているのであるから、正に分子標的医薬の重要な例の一つと言える。

　ザナミビルはインフルエンザ・ウイルスに対して効果的だったが、その投与方法が面倒であった。やはり飲み薬（経口投与）が便利であり、ザナミビルの成功を受けて直ちに経口投与を狙った薬の開発研究が開始された。もちろんこの場合も、標的分子の立体構造を基に、コンピュータを駆使して、新分子の設計が行われた。このような作業を分子設計と言う。ちょうど図面どおりに建物や機械を作り上げるように、分子を作り上げるのである。ナノ・スケールでの設計である。

　作戦は、ほぼザナミビルの場合と同じである。大きな違いは経口投与を狙うことだけである。経口投与した医薬分子の多くは腸管から吸収されるが、そのためにはある程度の親油性が求められる。ザナミビルの化学構造（図４-10）を見ると、酸素原子と窒素原子がたくさんある。酸素原子や窒素原子は電気陰性度が高く、非共有電子対を持つので、水との親和性が高い。単純に親油性を上げたいのであれば、この数を少なくすれ

161

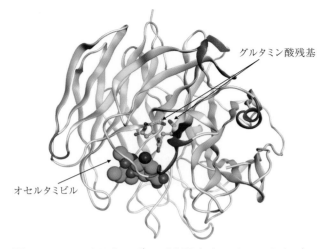

グルタミン酸残基

オセルタミビル

図4-13　ノイラミニダーゼを阻害するオセルタミビル

ばよいが、ノイラミニダーゼに結合する上で重要な原子を変え
てしまうと、結合力が弱くなり元も子もなくなる。そこでコン
ピュータを使い、結合力を維持ないし向上させ、かつ親油性も
上げるという分子設計を行った。

　その結果、オセルタミビル（図4-10）という分子が設計
された。この分子の商品名はタミフルである。オセルタミビル
は設計どおり、インフルエンザ・ウイルスのノイラミニダーゼ
に対する阻害活性を維持したまま、経口で投与できる性質を持
った。図4-13に、X線解析で明らかになったオセルタミビ
ルがノイラミニダーゼを阻害している様子を示す。ザナミビル
とほとんど同じように、ノイラミニダーゼの活性部位（*N*-ア
セチルノイラミン酸が結合するところ）をしっかりと封じ込め
て、ノイラミニダーゼが働けなくなるようにしている。

　実は図4‐10のオセルタミビルと図4‐13のオセルタミビルにはちょっとした違いがある。前者ではカルボン酸がむき出しではなく、エチル基が先に付いている。一方、図4‐13では、カルボン酸に戻っていてザナミビルなどと同じになっている。カルボン酸は水に溶けやすいので、分子全体の親油性を増す必要がある場合には、適当でない。そこで、その先にエチル基をつける（エチルエステル）ことにした。このようにすると、腸管からの吸収が良くなる。もちろん、このカルボン酸はノイラミニダーゼに取り付く上で極めて重要である。しかし、心配ご無用。エチルエステルは私たちの体の中に入ると、エチル基部分が簡単に切れて、もとのカルボン酸に戻る。

　このように、体内に効率的に送り込むための細工を施してある医薬分子はたくさんある。体内に入ってから本当の医薬分子になるということから、このような分子はプロドラッグ（prodrug）と呼ばれている。あれやこれやの工夫をしてできあがっているのが、オセルタミビルである。形は小さいが、なかなか手が込んでいる。山椒は小粒でもぴりりと辛い。

　しかし、オセルタミビルにも問題がないわけではない。一つの大きな問題は、耐性である。ウイルスも生命メカニズムを持っているので、バクテリアと同様に変異する。既にオセルタミビルに対して耐性を持ったウイルスが出現している。119番目のグルタミン酸との結合性を高めるために、一連のN‐アセチルノイラミン酸類似分子が設計されてきた。ところが既に、このグルタミン酸がバリンという別のアミノ酸に変異したウイルスが見つかっている。バリンの側鎖にはマイナスの電荷はなく、オセルタミビルのアミノ基とバリン側鎖の間にはもはや強く引っ張る力は働かない。つまり、オセルタミビルはこの変異ウイルスには効かないということになる。

ウイルスのこの反撃にどのように応戦していくか、そのポイントは変異を獲得したノイラミニダーゼの立体構造にあることは読者の推察のとおりである。オセルタミビルやザナミビルで、人類はインフルエンザ・ウイルスに決して勝利したのではなく、むしろインフルエンザ・ウイルスとの本格的な闘いがやっと始まったところと言える。

4-3　エイズと闘う薬たち

4-3 _1　エイズとは

　エイズ（AIDS）とは後天性免疫不全症候群の英語名、Acquired Immunodeficiency Syndromeの下線部の英文字を続けた省略語である。もともと「シンドローム（症候群）」という言葉はその実体が明確でない場合、あるいは複雑多岐な原因が入り交じっている場合に、表面に現れる現象を指すために使われる。

　エイズという言葉は、この病気の原因がウイルスであることが明らかになった1983年以前までに、この病気が引き起こす特徴的な症状に与えられた呼び名である。つまり、本当の原因は別であっても、症状がエイズのようであれば、エイズと分類されてきたわけである。ここで言う症状とは、後天的に細胞の免疫機能が働かなくなることである。がんになったり、免疫抑制剤を使用すれば当然免疫機能は大きく落ちるが、これはもちろんエイズではない。

　1983年にモンタニエ（Luc Antoine Montagnier）らがエイズ患者から新種のレトロウイルスを発見した。レトロウイルスとは、遺伝情報としてDNAではなくRNAを持つウイルスのことである。その後、このウイルスがエイズの原因であること

が分かり、HIV（human immunodeficiency virus）と名付けられた。

エイズ・ウイルスの発見をめぐっては、1980年代の後半にアメリカとフランスの政治までを巻き込んだ、大きなスキャンダルに発展した。モンタニエが率いるフランスのパスツール研究所の研究グループと、ギャロ（Robert Charles Gallo）が率いるアメリカ国立がん研究所の研究グループが共にエイズ・ウイルスの第一発見者を主張して譲らなかったからである。この発見は両国の威信だけではなく、検査法の特許問題、すなわち国益につながる経済的な問題にも深く関わっていたため、問題は法廷にまで持ち込まれることとなった。紆余曲折を経て、最終的に1987年3月に、時のアメリカ大統領レーガンとフランスのシラク首相による政治的和解協定という、科学的発見をめぐる問題としては極めて異常な形でいちおう決着した。この協定では両国の研究者をHIV発見の共同研究者とし、この結論を公的にするために、モンタニエとギャロはこのシナリオに沿った共同論文を科学雑誌『Nature』に発表した。

では、事実はどうだったのだろうか。政治的な協定から2年後、「The Chicago Tribune」紙がこの発見に関する詳細な調査レポートを掲載した。資料を収集し、この記事を書いた記者の名前をとって、クルードソン・レポートと呼ばれるものである。この記事の内容は、結論的に言えばエイズ・ウイルスの第一発見者はモンタニエのグループとするものである。ギャロらが発見したとされるウイルスはパスツール研究所由来のものであると、このレポートは結論づけている。

このレポートがきっかけで、その後改めてアメリカ政府による調査が行われた。結論はおおむねクルードソン・レポートを支持するものであった。1987年の政治的な協定にもかかわら

ず、その後モンタニエらがエイズ・ウイルスの第一発見者とされてきたのは、このような背景による。そして2008年のノーベル生理学・医学賞がモンタニエと共同研究者だったバレ＝シヌシ（Françoise Barré-Sinoussi）に授与されることになり、エイズ・ウイルス発見をめぐるスキャンダルには幕が引かれた。科学的な発見が利権や国家の威信に関わる場合、このようなスキャンダルが今後も起こることは十分あり得るだろう。

　さて、だいぶ回り道をしたが、本題にもどろう。HIVは日本語に直せば「ヒト免疫不全ウイルス」となるが、長くなるので、日本でもHIVの略称で呼ばれることが普通である。しかし、これまでの経過から、いわゆるエイズを今までどおりエイズと呼び、その原因となるウイルスを指す時にはHIVを使うようであるが、時として言葉の使われ方が混乱していることも少なくない。

　HIVによって引き起こされるエイズの症状は、免疫機能の破壊である。その結果、健康であれば問題がない弱いバクテリアに対しても抵抗力がなくなり、いろいろな感染症やがんに罹りやすくなってしまう。発症してから最終的に死亡するまでの時間も短く、原因がウイルスであることもあり、長い間その治療は非常に困難であった。当初欧米における極めて特殊な感染症の一種と考えられていたが、今や日本国内でも患者数が増え、対岸の火災として無視できる状況ではなくなっている。2016年末の国内の患者数は累計で2万7000人を超えている。2005年の国内の患者数は3000人余りとされていた。世界的には3500万人を超す患者がおり、年間100万人程度の死亡者がいると推定されている。

　このHIVを駆逐する薬を見出すためには、HIVの増殖のメカニズムを分子レベルで詳しく知る必要がある。HIVは私た

ちの免疫作用を実際に行っているヘルパーT細胞やマクロファージに感染し、その中で増殖したり、それらの免疫細胞を破壊する。例えばヘルパーT細胞は健康な人の血液中には1cc当たり700〜1500個あるが、この数が400個以下になると免疫不全の状態になる。さらに200個以下になると、がぜん免疫力が低下し、エイズ特有の症状であるニューモシスチス肺炎（カリニ肺炎）やカポジ肉腫に罹りやすくなる。

　ここではヘルパーT細胞にHIVが取り付き、増殖するメカニズムを見てみよう（図4-14）。HIVはまずヘルパーT細胞の表面に突き出ているCD4という糖タンパク質を認識して、細胞表面に付着し、細胞内に侵入する。その際、自分の中味をそっくりT細胞の中に注入する。注入されるものはHIV固有のタンパク質と遺伝情報である。

　HIVの遺伝情報はRNAに書き込まれている。私たちの細胞では遺伝情報はDNAに書き込まれていて、DNA上の情報しか利用できない仕組みになっている。HIVに感染した時に注入されたHIVのRNAはT細胞の中でRNAのままである限りは何の役にも立たないが、HIVは侵入する際、自前の酵素である逆転写酵素というものを私たちの細胞に持ち込んでくる。この逆転写酵素はRNAの情報をDNAに翻訳してしまう。HIVは自前のノウハウと職人を植民地に持ち込んで、自分に都合の良い部品を現地生産しようというのである。DNAを作る原料は、もちろん現地調達である。まず作られるのは一本鎖のDNAであるが、これは直ちに二本鎖を形成する。

　二本鎖DNAはインテグラーゼというこれもHIV自前の酵素でT細胞の核の中に移行し、染色体DNAに組み込まれる。コンピュータで言えば核はメインメモリーであり、そのチップにウイルスの情報が書き込まれる。元祖コンピュータ・ウイルス

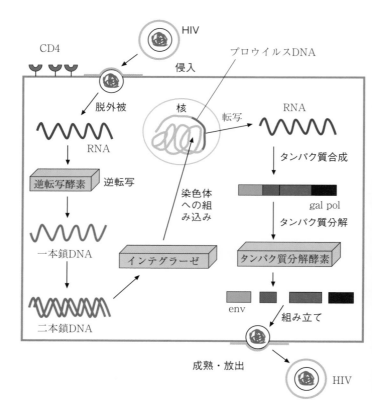

図4-14 HIV増殖の分子メカニズム

である。コンピュータ・ウイルスであれば、最悪の場合、全ての ソフトウェアを含む全ファイルを削除して、OSなどを入れ 替えればよいが、私たちの細胞の場合、今のところそういう具 合にはいかない。つまり現状では、メインメモリーである染色 体に入ってしまうとどうしようもない。

　その後、遺伝情報に従ってT細胞はせっせとウイルスのための
タンパク質を合成する。よく分からないオーダーであって
も、判断されずに作り続けられる。秘密のタンパク質は一つず
つ作られるのではなく、はじめは数珠つなぎになって作られ
る。ちょうどプラモデルのキットのようである。連結した部品
をばらして使うためには、きちんと決まった所を鋏で切らなく
てはいけない。また正確に切らないと後で組み立てがうまくい
かないし、細かい部品をうっかり切ってしまうとまったく役に
立たなくなる。HIVはその作業を担当する熟練工であるタン
パク質分解酵素も連れてきている。

　各部品がそろうと、ウイルスの組み立てがT細胞の細胞膜の
上で行われ、完成したウイルスは次から次と飛び立っていく。
私たちのヘルパーT細胞は免疫を支える上で重要であるが、
HIVに感染するとその現地生産工場にさせられ、いつのまに
かHIVのコピーを生産するようになる。これがHIVの増殖の
仕組みである。近代的な経営にもつながる合理的な生産メカニ
ズムである。敵は私たちの一歩先にいる気がしないでもない。

　と感心ばかりもしていられないので、以上のメカニズムを知
った後、ではどうすればよいかということである。敵の作戦に
穴はないか。

　それを考えるために、鍵になる段階を振り返ってみる。HIV
によるCD4の認識、逆転写酵素によるRNAからDNAへの情
報転写、インテグラーゼによるDNAの核への組み込み、そし
てタンパク質分解酵素（プロテアーゼ）によるウイルス用タン
パク質の切り出し。これらのどの段階が妨害されても、少なく
ともHIVの増殖はない。ここではこれらのうち、タンパク質
分解酵素と逆転写酵素の働きを妨げる薬について見てみる。こ
れまでの話から、妨げる相手の立体構造を知ることがいかに大

切かは、多くの読者が既に理解していることだろう。

　現在、日本国内で使用されているHIV感染治療薬の中でも、逆転写酵素阻害薬とHIVプロテアーゼ阻害薬は重要な位置を占める。

4-3 _2　逆転写酵素を抑え込む

　私たちの細胞の中では、遺伝情報はDNA→RNA→タンパク質という一方向の流れになっている。つまりRNA→DNAという情報の流れに関係する逆転写酵素は本質的に不要である。したがって、この酵素の働きを止めても、私たちの生命機構に直接的な影響はないので、大きな問題（副作用）は起こらないだろうと予測できる。また、ウイルス増殖メカニズムのはじめのところを阻害するので、HIVの増殖を止める上でも効果的だろうと推測できる。

　そこで、逆転写酵素の阻害薬の研究が開始された。その中で、ネビラピン（図4‐15）は、HIV感染症を完全に治癒することはできないが、ウイルスの複製を強く抑制することができるため、現在臨床的に用いられている薬の一つである。ネビラピンはHIVの母子感染を防ぐ上でも有用とされている。

　まず、逆転写酵素の構造について見てみよう。この酵素は、言うまでもなく、RNAの情報から一本鎖DNAを合成する働きをする。したがって、合成の過程でRNAとDNAがより合わさった分子（RNA/DNAハイブリッド分子）が酵素上で作られ、最終的に一本鎖DNAが作られる。図4‐16にはRNA/DNAハイブリッド分子が逆転写酵素の上で形成されている様子を示す。逆転写酵素には、大きな溝があり、そこでRNAに基づいてDNAが合成される。もちろんこの立体構造はX線解析で捉えられたものである。

ネビラピン

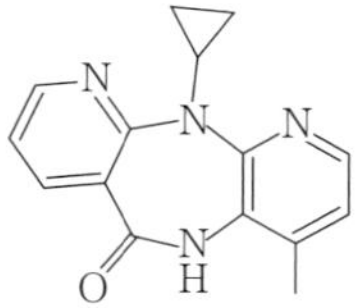

ジドブジン

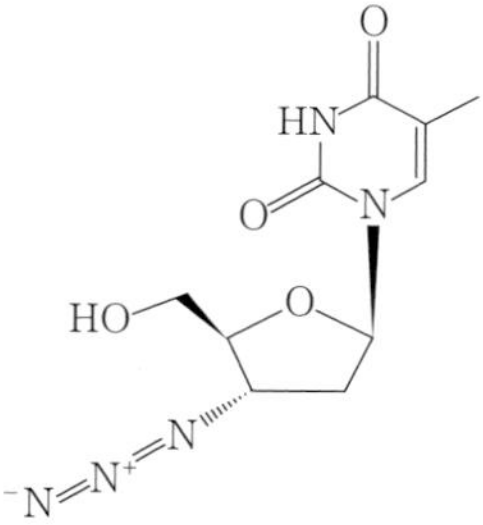

ブロムペリドール

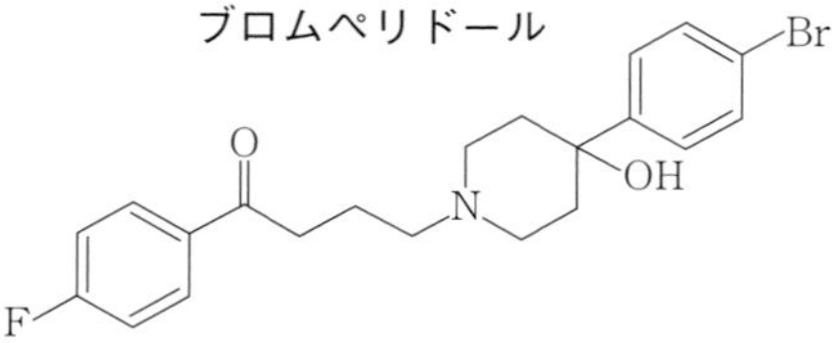

アセチルペプスタチン

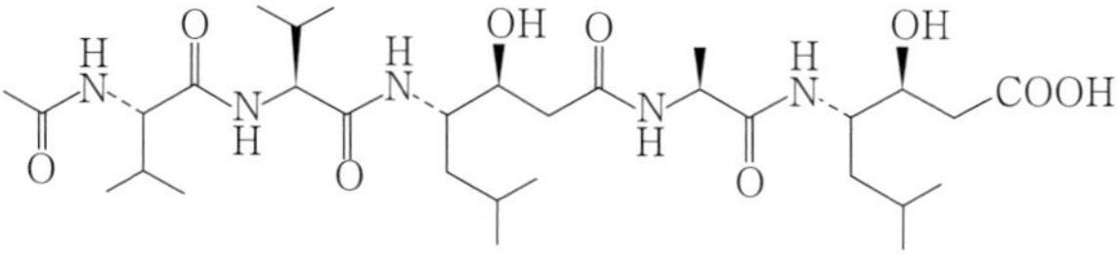

ネルフィナビル

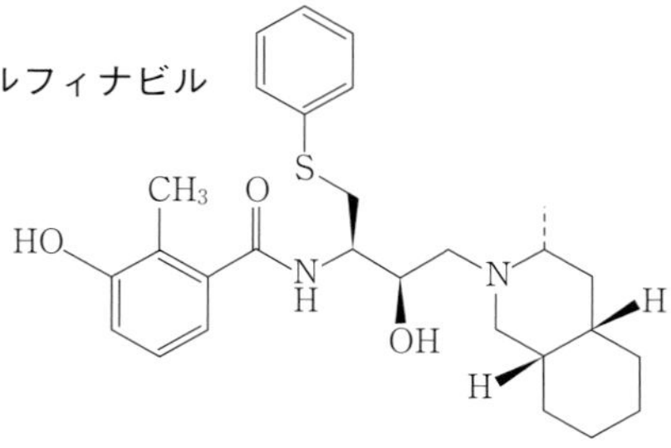

図4-15　HIVの増殖を阻害する種々の分子の化学構造

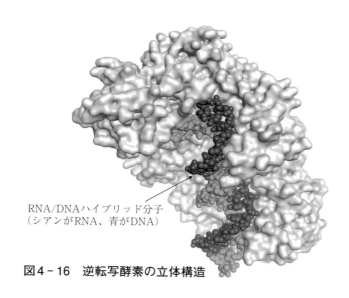

RNA/DNAハイブリッド分子
（シアンがRNA、青がDNA）

図4-16　逆転写酵素の立体構造

　それではネビラピンは逆転写酵素のどこに結合して、その作用を妨害しているのだろうか？　DNA鎖を合成するために、ある程度の長さのRNA/DNA鎖が逆転写酵素上に結合する必要があり、酵素上にはそのために比較的長い溝が用意されている。X線解析により、ネビラピンは合成されたDNAが伸びていく先の溝の付近に結合することが明らかになった（図4-17）。つまり、ネビラピンが結合することで、RNA/DNA鎖はその先に伸びることができず、事実上有効なDNA鎖は合成できなくなる。すなわち逆転写が阻害される。

　図4-17をよく見ると、ネビラピンはRNA/DNA鎖が結合する溝に直接結合するのではなく、その溝表面から1 nmも下にある空間に結合する。こんなところに結合しても酵素を阻害できるのだろうか？　逆転写酵素は大掛かりな作業を行うため

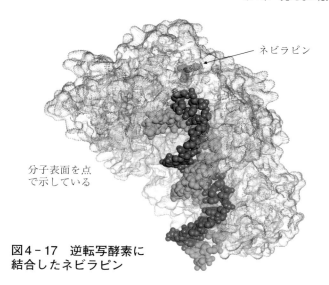

ネビラピン

分子表面を点
で示している

**図4−17　逆転写酵素に
結合したネビラピン**

に、活性部位の構造がある程度柔軟な動きをしなくてはならな
い。私たちが仮に赤い紐と白い紐をより合わせるとしたら、2
本の糸をただ手で持っていても、自然にはより合わされない。
私たちは両手を大きく動かす必要がある。動きの大きさの程度
の差はあれ、逆転写酵素の表面でも、このような動きが必要に
なる。ところがネビラピンが結合すると、そうした滑らかな動
きができなくなってしまう。ちょうど蝶番のところに物を挟ん
でしまうようなものである。

　タンパク質が働く時に構造変化することはよく知られている
現象で、アロステリック変化と呼ばれる。ネビラピンはこのア
ロステリック変化を阻害して、逆転写酵素の働きを妨害してい
る。このようなメカニズムで薬の働きをする医薬分子のことを
アロステリック阻害薬と言う。

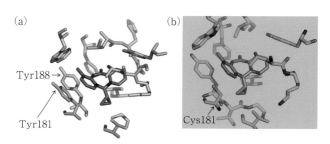

(a) (b)

Tyr188→

Tyr181

Cys181

図4-18　逆転写酵素の変異による耐性の獲得

　図4-18（a）にはネビラピンが結合している逆転写酵素
の部位周辺にあるアミノ酸を示した。ネビラピンの3環性部分
はTyr181およびTyr188と接触して安定化している（疎水的
な相互作用で）。したがって、これらのアミノ酸はネビラピン
が結合する上で重要な足がかりである。もし、これらのアミノ
酸が突然変異で変わってしまうと、ネビラピンは足がかりを失
い、結合できなくなってしまう。つまりネビラピンは効かなく
なってしまう。実際にTyr181がシステインに変異した逆転写
酵素は既に見つかっている。その酵素に対するネビラピンの効
き目は100分の1にまで落ちてしまう。図4-18（b）に
Tyr181→Cys181の変異が起こった逆転写酵素にネビラピンが
結合する様子を示した。

　ウイルスはこのように、医薬分子が取り付くところのアミノ
酸を変異させ、医薬分子からの攻撃をかわす。逆転写酵素の変
異は速く、ネビラピンだけを数回投与するだけで、この種の変
異が起こってしまう。HIVは感染初期から多種多様な変異を
起こし、医薬分子耐性を獲得しやすい。そこで現在では複数の
医薬分子を同時に併用して、耐性を起こし難くする方法が取ら
れている。

　抗HIV薬として当初から注目されていた薬に、ジドブジン（ZDV）（図4-15）がある。ジドブジンは1964年に合成され、HIV感染症に対する初めての医薬分子として1987年から使用が開始された。現在でも有力な医薬分子として使われている。この薬も逆転写過程を妨害するが、その妨害の仕方はネビラピン等とはかなり異なる。ジドブジンは細胞内でリン酸化され、まず三リン酸型になる。そして、逆転写酵素がRNAの情報に基づいて一本鎖DNAを合成する時に、チミジンと間違えられて、DNAの中に取り込まれる。ジドブジンには窒素原子が3個つながったアジド基という特殊な原子団が仕掛けられている。このアジド基を持つ化合物は一般的に毒性や爆発性を持ち、化学実験室でも取り扱い注意の化合物である。アジド基はヒドロキシ基よりも大きい。したがって、このアジド基がついたジドブジンが誤ってDNAに入ると、そこから先のDNA合成は止まってしまう。つまりウイルスの複製に必要なDNAの合成が止まり、ウイルスの増殖が抑えられる。

　ジドブジンがDNA複製を妨げている様子もX線解析で明らかにされている。図4-19は、図4-16に描かれた逆転写酵素をもう少し上方から見たものであり、RNA/DNAハイブリッドを見やすくしている。活性部位に結合した一本鎖DNAのいちばん上のところに、ジドブジンが結合している。ジドブジンがここに結合すると、もはやこれ以上先にあるRNA（この図では表示されていないが）の情報を読むことはできない。ジドブジンはリン酸化されて初めて効くようになるので、プロドラッグの一種と言える。私たちのDNAの合成時にも、もちろん誤ってジドブジンは取り込まれるので、これが強い骨髄毒性の原因になっている。ジドブジンもまた「肉を切らせて骨を切る」タイプの医薬分子である。

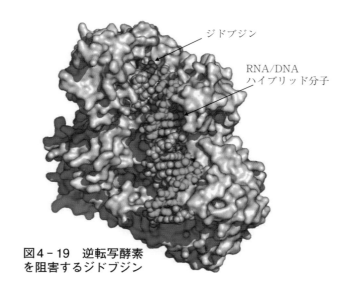

図4-19　逆転写酵素
を阻害するジドブジン

4-3 _3　HIV用のタンパク質裁断を妨害する

　HIVタンパク質分解酵素の研究は、タンパク質分解酵素一般に関して多くの研究がそれまでにされていることから、研究者にとってとっつきやすいものだった。欧米の複数のグループがこの酵素のX線解析で競い、1989年にほぼ同時に立体構造を決めることに成功した。得られた立体構造を図4-20に示す。分子は上下対称になっており、ほとんどがβシートからなっている。中央左側に大きな空洞がぽっかり空いていることが分かるだろう。このタンパク質はアスパラギン酸プロテアーゼの一種で、この空洞部分にタンパク質を分解する活性に必須のアスパラギン酸残基がある。この酵素がタンパク質分解酵素であることから、化学構造がHIVのタンパク質に類似し、かつ

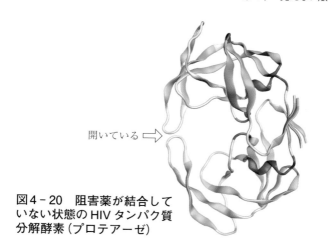

開いている ⇨

**図4-20　阻害薬が結合して
いない状態の HIV タンパク質
分解酵素（プロテアーゼ）**

この酵素では分解できない構造を持つ分子が、薬としての可能
性を持っている。似て非なる分子を見つけるのは、有効な医薬
分子を見つける鉄則の一つである。

いろいろ試された中で、アセチルペプスタチン（図4-15）
というペプチドが比較的強くこの酵素と結合することが認
められた。さっそく、フィッツジェラルド（Paula M. D.
Fitzgerald）らはこの分子がどのように HIV タンパク質分解
酵素の働きを妨害するかを X線解析で検討した（図4-21）。
図4-20から予想されたように、左の空洞の所にこの分子は
すっぽりと入っていた。それだけではなかった。この化合物を
よりしっかりと捕らえるために、タンパク質の左側の鋏のよう
な部分がきっちりと閉じることが明らかになった。

つまり、このタンパク質分解酵素（プロテアーゼ）の活性部
位（左側にある空間）は、通常開いている。ちょうど鋏を開い
た状態である。切断すべきタンパク質の鎖を活性部位が捕らえ

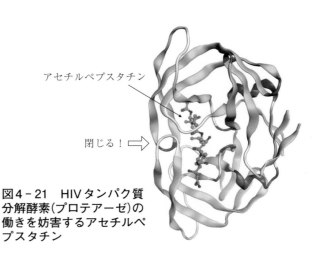

アセチルペプスタチン

閉じる！⇨

図4-21　HIVタンパク質分解酵素(プロテアーゼ)の働きを妨害するアセチルペプスタチン

ると、鋏は閉じて、その鎖を切断する。普通は、切断した後で、鋏は再び開いて、次のタンパク質を切断する状態になる。しかしアセチルペプスタチンは鋏の間に挟まってしまい、鋏は閉じたままの状態になってしまう。

　私たちが荷造り用のガムテープを鋏で切る場合、うっかりすると鋏の刃の間にガムテープが挟まってしまうことがある。ガムテープの粘着力は相当強いので、いったん挟み込むと鋏を開くのは容易なことではない。筆者は何度かこの痛い目にあったことがあり、最近では絶対に鋏を使わず、カッターを使うことにしている。アセチルペプスタチンは正にガムテープの糊みたいなものである。つまり、このように閉じた状態を起こせる化学構造を持つ分子を探せば、その分子はこのHIV酵素の働きを妨害できる可能性がある。

　カリフォルニア大学の研究者たちはこの発想のもとに、この空洞にぴったり収まる分子を既に知られている有機分子の中か

178

らコンピュータを用いて探索してみた。その際、探索すべき分子の立体構造が分かっていなければ、この空洞に入れるかどうかわからない。X線解析がされた低分子有機化合物の三次元原子座標は研究者間の国際的な了解のもとにイギリスのケンブリッジに集められ、データベースにまとめられている。このデータベースに登録されている10万余り（当時）の分子についてコンピュータを用いてこの作業を行った。

　難しそうに聞こえるが、1ピースだけを除いて完成したジグソーパズルの残りの1ピースが、別のセットのジグソーパズルをばらばらにして無造作に入れた箱の中に紛れ込んでしまった状態を考えればよい。憂鬱にはなるが、丹念に一つずつ当てはめていけばよい。この場合には必ずその1ピースは見つかるはずである。しかし、今の場合、必ずしもぴったりはまる分子が見つかる保証はない。

　1990年当時のコンピュータでも、10時間足らずで、この三次元ジグソーパズルの作業をやってのけた。もちろんソフトウェアを上手に使っての話である。もし、一つずつしらみつぶしにこれらの化合物がどのようにHIV酵素を妨害するかを実験的に調べるとしたら、ほとんど絶望的な時間とお金がかかってしまう。コンピュータを使うこの戦術が有効であれば、非常に効率的かつ経済的である。能書きはこれぐらいにして、結果を見てみよう。

　ブロムペリドール（図4-15）という分子が、最もよく空洞にあてはまることが分かった。直ちにこの分子の酵素阻害活性が調べられた。予想どおり、この化合物は強い阻害活性を持っていた。この化合物は精神病の治療に実際に使われている薬である。そのため、その意味で正常な人にこの薬を投与することは危険である。またその活性は実際に使うには物足りなかっ

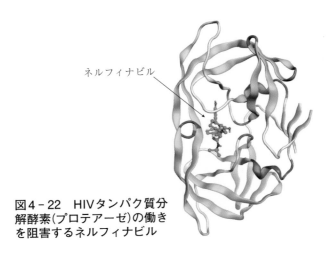

ネルフィナビル

**図4-22　HIVタンパク質分
解酵素(プロテアーゼ)の働き
を阻害するネルフィナビル**

た。この2つの理由からこの化合物自身を薬として使うことは
できなかった。しかし、この研究に触発され、多くの研究者が
効果的な薬を考えるために図4-20または図4-21のX線解
析の結果を積極的に活用して、しのぎを削った。

　1997年に抗HIV薬として認可されたネルフィナビル（図4
-15）はこのようにして創出された医薬分子で、初年度の売
り上げが3億ドルを超す大型商品になった。これは既に相当数
のエイズ患者が、当時でもいたことを示す。ネルフィナビルは
予測どおりに、HIVプロテアーゼの阻害をしているのだろう
か？　図4-22に示したX線解析の結果は、ネルフィナビル
が見事にプロテアーゼの活性部位に強く結合することを示し
た。

　HIVプロテアーゼ阻害薬の開発研究では、酵素のX線構造
解析に基づきコンピュータで分子を設計する手法が多用され、
多くの有用な医薬分子が創製された。この成功は、標的分子の

X線構造解析とコンピュータを用いた合理的な医薬分子設計法が極めて有用であることを示し、その後の創薬の方向性に非常に大きな影響を与えた。

4-4　エボラ出血熱

　エボラ出血熱発生の最初の公式記録は、1976年6月27日に始まる。スーダン南部（現在の南スーダン）のヌザーラという町に住む1人の男性が入院した。綿工場の倉庫番をしていた彼は、急激な発熱と頭痛、そして胸や腹の痛みを訴えた。原因不明のまま、9日後の7月6日に死亡する。消化器や鼻から激しく出血していた。ヌザーラでこの病気が発生した時、67人が同じ症状を示し、そのうち31人が死亡した。

　この事件のほぼ1ヵ月後の8月上旬、ヌザーラ近郊にあるマリディという町で、ヌザーラから来た学生が同様の病気を発症し、入院することになる。この時はその入院先で感染が拡大し、発症した213人のうち、なんと115人が死亡した。死亡率は54%である。原因不明のまま、感染は拡大し、同じ月の末にはコンゴ民主共和国（当時のザイール）に飛び火する。高い死亡率のこの原因不明の病気に対して、コンゴ政府は最終的に軍を動員して防疫体制を敷くが、この時の総感染者数は313人で、死亡者は280人とされている。

　この時、感染者の組織や血液のサンプルは、アメリカCDC、イギリス国防省の微生物研究所、ベルギーのプリンス・レオポルド熱帯医学研究所、そしてフランスのパスツール研究所に送られた。電子顕微鏡により、原因は新種のウイルスであることが判明し、コンゴ川の支流エボラ川にちなんで、エボラ・ウイルスと名付けられた。その後も、出血を伴うこの致死的な感染症はアフリカを中心に散発的に発生し、非常に多く

の感染者が死亡した。

　最も新しい感染爆発は、本書の執筆中の正に2019年7月にコンゴ民主共和国で起こり、WHOは緊急事態宣言をした。この流行で2700人以上が感染し、1800人以上が死亡したと言われる。この流行は2018年8月に始まり、2019年8月まで上昇している。

　幸いにも、今のところこのウイルスが全世界に蔓延する兆しはないが、その死亡率が非常に高く（50％から90％と言われる）、有効な治療法がまったく見つかっていないので、エボラ出血熱は現在最も恐れられているウイルス感染症の代表である。さらに1994年以降の感染爆発の頻度は4倍に加速されており、地球温暖化が進む中でその対策は国際的な急務の一つになりつつある。

　エボラ出血熱がウイルスによって引き起こされることが分かってから、医療関係者は感染爆発のたびにこのウイルスに対する抗体が患者にできるかどうかを調べ続けてきたが、エボラ・ウイルスは容易に抗体を作らせなかった。しかしついに1995年コンゴで起こった感染爆発の折に、奇跡的に助かった患者から中和抗体が採取された。この抗体はin vitro（試験管内）で、ザイールにおいて発生したエボラ・ウイルスを中和できる（無毒化できる）ことが示された。この抗体はKZ52と名付けられ、その後研究が続けられてきた。

　そして2008年7月10日号の『Nature』誌で、アメリカのスクリプス研究所の研究者たちが、エボラ出血熱の治療につながる大きな研究成果を発表した。エボラ・ウイルスはヒトの細胞に感染する時に、ウイルス表面にある大きな糖タンパク質によってヒト細胞に取り付くが、リー（Jeffrey E. Lee）らはこの糖タンパク質にKZ52が結合する様子をX線解析で明らかにし

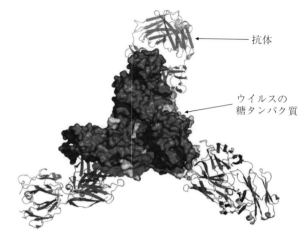

抗体

ウイルスの
糖タンパク質

**図4-23　エボラ・ウイルスの糖タンパク質の働きを
阻害する抗体KZ52**

たのである（図4-23）。彼らはこの研究を完成するのに、5
年の月日を要した。

　中央の部分が問題の糖タンパク質である。糖タンパクは3個
が一組になっている。その三角形の頂点を抗体KZ52が認識し
て、結合している。見ようによっては、エボラ・ウイルスのタ
ンパク質を攻撃している。図4-23をほぼ横から見ると図4
-24になる。この図では、上の方に私たちの細胞膜があり、
下の方にウイルスの外被があることになる。下のウイルスから
伸びた糖タンパク質が、私たちの細胞側に糖タンパク質の触手
（赤）を伸ばしている。触手の下側には私たちの細胞膜への融
合（早い話がくっつくこと）を起こすためのタンパク質サブユ
ニット（黄）がある。この角度で見ると、そのサブユニットを
抗体KZ52が認識していることが分かる。細胞膜側に突き出て

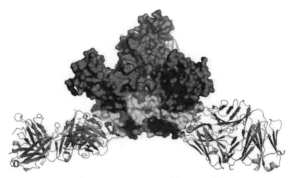

図4-24　エボラ・ウイルスの糖タンパク質の働きを阻害する抗体KZ52（図4-23を横から見た図）

いる部分に覆われて、このサブユニットは隠れている。このことが、エボラ・ウイルスに対する中和抗体をでき難くしていたのである。エボラ・ウイルスは巧妙にその弱点を隠している。

　残念ながら今のところ、KZ52は治療薬になり得ていない。しかし、この中和抗体は、正にエボラ・ウイルスを攻撃する方法の一つを私たちに教えてくれた。この中和抗体に学んで新しい抗体を設計するか、それとも低分子性の医薬分子でこの弱点を攻撃するか、いくつかの方法が考えられる。実際に、中和抗体を中心に、いくつかの治療法が実用化に向けて進んでいる。これまで人類はエボラ・ウイルスからの攻撃にまったくなす術がなかった。しかし、いよいよエボラ・ウイルスに対して全面攻撃をかけられる時が来たのかもしれない。ナノ・スケールの侵略者に対して、ナノ・スケールでの攻撃が開始されようとしている。

第 5 章

生活習慣病の治療

5-1 血圧を下げる

5-1 _1 高血圧とは

　日本国内での疾病による死亡原因第1位は、現在がんであるが、心臓疾患そして脳血管の疾患がそれに続いている。世界的に見ると、実は心臓疾患が死亡原因のトップであり、この疾患の主要原因は高血圧である。世界では10億人以上が高血圧であると言われている。さらに、生活習慣病の代表のような糖尿病を罹患している人がこの心臓疾患を合併するリスクは、2倍から4倍も高くなる。高血圧を治療することが、特に生活習慣病の治療を考える上でいかに重要であるかが分かるだろう。

　2019年に示された日本高血圧学会による「高血圧治療ガイドライン2019」では、高血圧の基準値は診察室血圧が140/90 mmHgあるいは家庭血圧が135/85 mmHg以上である。病院で測るとたいてい緊張するので、家庭での値より診察室血圧は少し高くしてある。

　体質的に年齢の経過とともに血圧が高くなってくる本態性高血圧では、肥満の是正、塩分の制限、適度の運動、禁煙、禁酒などの非薬物療法をまず行う必要があるが、それでも適正値に血圧が下がらなければ、抗高血圧剤を服用する必要がある。降圧目標は、診察室血圧で130/80 mmHg、家庭血圧で125/75 mmHg未満とされる。

　血圧がどのように上昇また下降するのかについて、ここで簡単に見てみたい（図5-1）。血圧の上昇と下降には、ペプチド性のホルモンが密接に関係している。これらのホルモンが血液中に出されると、血圧が上がったり、下がったりする。血圧を上げる作用を持つペプチドは、アンジオテンシンⅡと呼ばれ

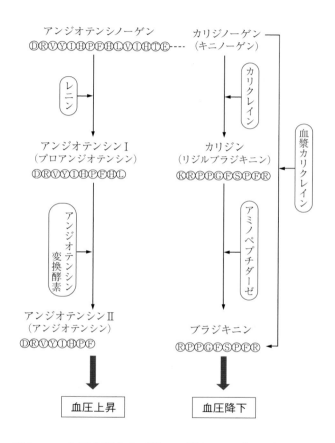

図5-1　血圧上昇および降下に関わるペプチド生成の流れ

る。アンジオは血管を、テンシンは緊張させることを意味し、このペプチドは血管を収縮させて血圧を上昇させる。一方、血圧を下げるペプチドはブラジキニンと呼ばれる。ブラジとは遅いという意味で、キニンは動物の平滑筋を収縮させるペプチドの一種である。収縮を遅くすることで、血圧が下がる。

　まず、血圧を上げるアンジオテンシンⅡについて、もう少し詳しく見てみよう。血液中にはアンジオテンシノーゲンという糖の付いたタンパク質がもともと存在している。腎臓で作られるレニンというタンパク質分解酵素がこのタンパク質に働くと、その一部が消化されて、アミノ酸10個からなるアンジオテンシンⅠというペプチドに縮められる。このアンジオテンシンⅠに、やはりタンパク質を分解する作用のあるアンジオテンシン変換酵素が働きかけると、さらに短くなってアミノ酸8個からなるアンジオテンシンⅡができる。このアンジオテンシン変換酵素は腎臓にも含まれるが、肺に最も多く含まれ、脳や血管壁にも含まれる。アンジオテンシンⅡは非常に強い血圧上昇作用を持つばかりでなく、副腎皮質ホルモンであるアルドステロンの分泌も促進する。このアルドステロンも腎臓からのナトリウム・イオンの排出を抑えるので、血圧を上昇させる。

　さて次にブラジキニンについて見てみよう。やはり血液中には、もともとカリジノーゲンというタンパク質が存在している。主にすい臓から分泌されるタンパク質分解酵素の一種であるカリクレインがこのタンパク質に作用すると、消化されて、10個のアミノ酸からなるカリジンになる。カリクレインはすい臓だけでなく唾液、汗そして涙にも含まれているので、これらの体液にも同じ作用が見られる。カリジンにアミノペプチダーゼというタンパク質分解酵素が作用すると、さらに消化されてアミノ酸9個からなるブラジキニンができる。血液中の血

漿カリクレインがカリジノーゲンに働くと、ブラジキニンが直接できる。ブラジキニンは平滑筋の収縮、血管の拡張、血管の透過性の促進、そして疼痛などの生理的現象を引き起こす。マムシなどの毒蛇の毒には、このカリクレインと同じ働きを示すタンパク質分解酵素が含まれている。したがって、毒蛇にかまれると、ブラジキニンが血液中に多量に生じ、血圧が急激に下がると同時に激しい痛みを感じることになる。

　以上のように、私たちの血圧はこれら2つのペプチドによってコントロールされているが、いずれのペプチドも本来血液中にあるタンパク質が分解されて生じる。しかし、いずれも直ちに目的のペプチドまで分解されるのではなく、段階的に分解は進み、各過程に特有のタンパク質分解酵素が関与する。血圧の急激な上昇や下降は生体にとって非常に大きな影響を与え、ともすれば危険ですらある。これを細かくコントロールするために、このような一見複雑なシステムを生体は獲得したのだろう。

5-1 _2　レニンを阻害する

　レニンは腎臓からごく微量放出されるだけであるが、遺伝子組み換え技術を使えば、ヒトのレニンを大量に作ることも可能である。薬の作用を理解する上で重要なタンパク質の多くは、生体内ではごく微量にしか存在していないが、それらを遺伝子工学の技術で大量に作製することができるようになって、薬の働きを理解するための研究が飛躍的に進歩した。現在では薬に関する研究の多くが、こうした生命科学の最先端の基礎技術にしっかり支えられながら進んでいる。

　1989年にジェイムズ（Michael N. G. James）らは、このレニンのX線解析を行うことに成功した。レニンはタンパク質分

ペプシン　　　　　　　　　　レニン

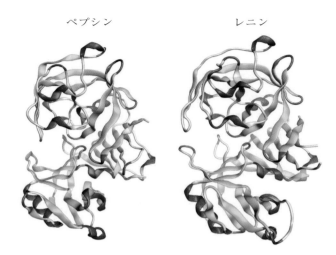

図5-2　ペプシンとレニンの構造比較

解酵素であるから、その働きはタンパク質の消化酵素と本質的に同じはずである。図5-2に胃で分泌されるタンパク質分解酵素であるペプシンも併せて示した。両者が驚くほど似ていることが理解されよう。血圧を上昇させる物質を生産する酵素と、肉を消化する酵素が同じ立体構造を取っている！

　少しレニンの立体構造を眺めてみよう。分子は複数の短い α ヘリックスと β シートから成り立っている。分子の左側の方に、広い割れ目があることが分かるだろう。実はここでタンパク質やペプチドの鎖を食いちぎるのである。ここがこの酵素の活性部位である。

　これまでも多くの例で示してきたが、この消化酵素に消化不良を起こしてやれば、つまり活性部位の働きを阻害すれば、最終的に血圧を上昇させる作用を持つアンジオテンシンⅡは作ら

れなくなる。すなわち、血圧が上昇することはなくなるわけである。

　さて、図5−2を見て、何か見覚えがあると思った読者はいないだろうか？　図4−20に示したHIVのプロテアーゼと、非常によく似ている。実はこれらは共にタンパク質を分解する働きをしており、かつレニンもタンパク質を分解する部分、つまり鋏の刃の部分には2つのアスパラギン酸を持ち、この点からも、両者はまったく同類のタンパク質（アスパラギン酸プロテアーゼ）と言える。生物ではその貴賤（ウイルスを勝手に賤と片付ければ）にかかわらず、同じことをするための道具立てはたいてい同じである。

　薬の研究開発を行っている研究者は、このレニンの立体構造が明らかにされる以前から、この酵素の作用を妨害して血圧を下げることのできる薬の開発に大きな関心を抱いてきた。レニンの立体構造が明らかになる数年前に筆者はロンドンに留学していた。多くの薬学関連の学会や研究室でのミーティングで頻繁にレニンの立体構造が話題に上った。イギリスのある研究室で、既に立体構造が解明され、その三次元座標が数万ポンドで売りに出されているという噂もまことしやかに飛んだりした。しかしその後長い間、レニンの働きを効果的に阻害して、副作用が少なく、かつ経口投与ができる医薬分子は発見されなかった。

　スイスのノバルティス社は、長いことレニンの阻害剤の研究に取り組んできた。レニンはアンジオテンシノーゲン中のHLVIというアミノ酸配列のL（ロイシン）とV（バリン）の間を切る。したがって、このHLVIに似たペプチド分子は活性部位に誤って取り込まれ、レニンの働きを阻害するかもしれない。ノバルティスの研究者たちは、たくさんの擬似的なペプチ

アリスキレン

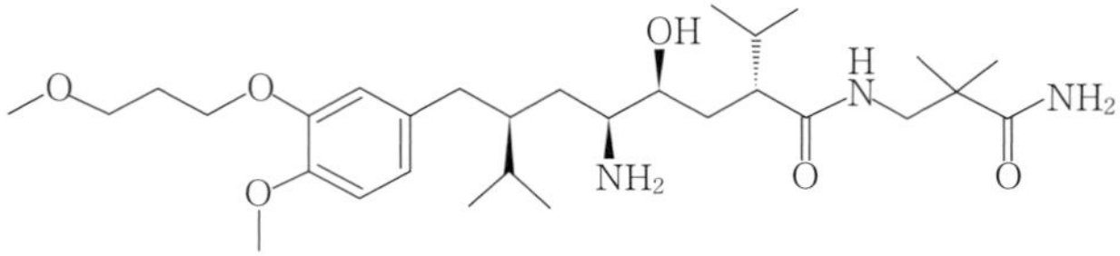

カプトプリル

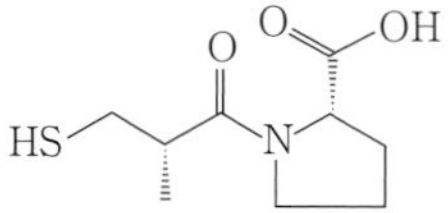

図5-3 血圧を下げる医薬分子

ド分子を合成してみた。しかし、結果は思わしくなかった。

　私たちの体内には、消化管に限らず、いろいろなところにペプチダーゼ（タンパク質分解酵素）が存在していて、余計なペプチドやタンパク質は分解されてしまう。つまり、経口で投与しても、効かないのである。

　そこで思い切って、ペプチド分子をいったん忘れ、レニンの立体構造から出発することにした。レニンの活性部位の構造を見て、そこに結合する分子をコンピュータで探そうというものである。既に同じような話を、奇しくも類似のタンパク質であるHIVプロテアーゼのところでした。このように標的分子の構造に基づいて合理的に医薬分子の化学構造を設計することを、「標的構造に基づく医薬分子設計」（structure-based drug design）と言う。英語の頭文字を取ってSBDDと呼ばれる。

　その結果、図5-3に化学構造を示すアリスキレンという分子が見出された。この分子はSBDDで得られたので、当然レ

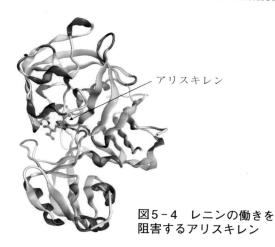

アリスキレン

**図5-4　レニンの働きを
阻害するアリスキレン**

ニンの活性部位に結合するはずである。そこで実際にアリスキ
レンとレニンの複合体の結晶を作り、その立体構造を確かめて
みた。正に予想どおり、アリスキレンはレニンの活性部位にが
っちりと結合していることが証明された。図5-4ではアリス
キレンが活性部位を左から右に貫通している。2つのアスパラ
ギン酸はアリスキレンの奥にある（この図では表示していな
い)。

　アリスキレンは、レニンを阻害する初めての実用的な医薬分
子であり、2007年にアメリカで認可された。20年以上にわた
る研究者たちの夢がかなったわけである。高血圧を治療する薬
は種々のタイプのものがあるが、アリスキレンは高血圧治療に
新しい道を開く分子として大いに注目され、現在でも有用な降
圧薬の一つとして高血圧症一般に使われている。

5-1 _3 アンジオテンシン変換酵素を 標的とする

　血圧を下げる手段として、アンジオテンシン変換酵素の働きを妨害してやることが、もう一つの可能性としてある。アンジオテンシン変換酵素は英語でangiotensin converting enzymeと言い、各単語の頭文字を取ってACEと略されることが多い。

　ACEの立体構造が解明される以前から、研究者たちは知恵を絞って、ACE阻害剤の分子設計を行っていた。SBDDを行う場合、標的分子の立体構造情報がないのは決定的に不利である。しかし、そうした逆境にある場合でも、人間は想像力を働かせ、限られたデータに基づいて、有用な結論を導き出すこともできる。それは、断片的な状況証拠から見事に犯人を突き止めるシャーロック・ホームズの業でもある。

　一般に、科学者とは実験をしてその結果を論理的にまとめている人のように思われているが、実際には実験で分かるのはたいてい求めるべきもののごく一部である。後は想像力、空想力の世界である。もし、科学が技術と一線を画するなら、正にこの点においてである。ACEの立体構造が分かる前に、その空想力を駆使して、極めて重要な研究が行われた。この研究は非常に教育的でもある。筆者はそのストーリーを知った時、興奮して一晩眠れなかった覚えがある。

　1970年代になり、種々のデータから、ACEはカルボキシペプチダーゼAという酵素と似ていることが分かった。幸いにもカルボキシペプチダーゼAの立体構造は、当時X線解析で明らかにされていた。先ほど述べたレニンとペプシンの関係のように、似た働きを持つタンパク質は似た立体構造を取る。両者の違いは、アンジオテンシン変換酵素がC末端から2番目のペプ

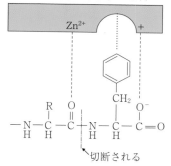

カルボキシペプチダーゼ A

分解されるペプチド

切断される

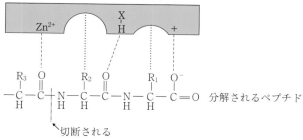

アンジオテンシン変換酵素

分解されるペプチド

切断される

図5-5　カルボキシペプチダーゼ A とアンジオテンシン変換酵素の活性部位の比較（模式図）

チド結合を切断するのに対して、カルボキシペプチダーゼAではC末端から1番目のペプチド結合を切断する点である。図5-5にカルボキシペプチダーゼAの活性部位の模式と、これから推定したアンジオテンシン変換酵素の活性部位の模式を比較して示した。

両酵素ともペプチド結合を切断するために、亜鉛イオンが重要な役割を果たすことが知られており、摸式図でも亜鉛イオン（Zn^{2+}）が活性部位にあるように描かれている。カルボキシペプチダーゼAの活性部位において、この亜鉛イオン、疎水的なくぼみ、そしてプラスの電荷を持ったアルギニン残基が、消化する相手であるペプチドのカルボニル酸素原子、ベンゼン環そしてカルボン酸とそれぞれ相互作用すると推定される。亜鉛イオンとカルボニル酸素原子そしてアルギニン残基とカルボン酸の間の相互作用は静電相互作用および水素結合であり、ベンゼン環は疎水的なくぼみとファン・デル・ワールス力で相互作用している。アンジオテンシン変換酵素では消化されるペプチドが１つ長くなるので、図のようにこのペプチドのもう一つのカルボニル酸素原子を水素結合で引き止めておくアミノ酸残基（X－H）とペプチドの２つの側鎖（R_1とR_2）をつなぎ止めておくための２つのポケットが酵素側にあると考えられた。

　カルボキシペプチダーゼAという別の酵素の構造に基づいて、科学者は立体構造未知のアンジオテンシン変換酵素とペプチドとの相互作用をこのように想像した。まだ実験的に確認されていなかったので、これはあくまでも相互作用のモデルである。しかし、このモデルに基づいて何らかの実験をして、その実験が予想どおりの結果を出せば、逆にこのモデルが正しいことが証明される。

　大胆にも、オンデッティ（Miguel Ondetti）らは1977年にこのモデルに基づきカプトプリル（図5－3）という化合物を考え出した。この化合物では硫黄原子が亜鉛原子と静電相互作用し、カルボニル酸素は中間にある水素結合供与体と水素結合し、カルボン酸は末端のプラスの電荷を持つアミノ酸残基と水素結合するはずであると考えたわけである。硫黄原子を使った

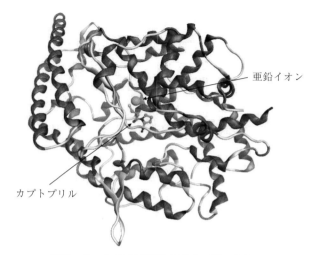

亜鉛イオン

カプトプリル

図5-6　ACEを阻害するカプトプリル

のは、硫黄原子の方が酸素原子よりも亜鉛イオンとより強固に
相互作用するからである。

　彼らの目論見どおり、この化合物はアンジオテンシン変換酵
素と非常に強く結びつき、アンジオテンシンⅡの生成を著しく
抑えることに成功した。カプトプリルは現在でも、本態性高血
圧症、腎性高血圧症、悪性高血圧症に実際に使われている。

　それでは、本当にカプトプリルは、オンデッティらの予測ど
おりに、ACEの活性部位に結合しているのだろうか？　その
答えは25年以上も経った2004年に証明されることになる。

　図5-6に、カプトプリルとACEの複合体のX線解析構造
を示す。ACEはほとんどがαヘリックスからなるタンパク質
であり、その中央部分には大きな空洞がある。もちろんこの空
洞にアンジオテンシンⅠが結合し、そして切断される。その空

197

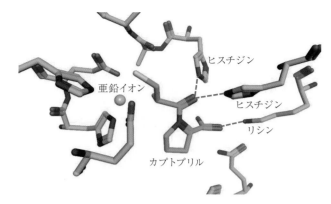

ヒスチジン

亜鉛イオン

ヒスチジン

リシン

カプトプリル

図5-7　ACEに結合するカプトプリル(拡大図)

洞の中ほど近くに、カプトプリルは結合している。その上にある球(シアン)は亜鉛イオンである。カプトプリル周辺部分を拡大して見た図が図5-7である。カプトプリルのカルボニル基およびカルボキシ基は、ACEのヒスチジンそしてリシンと水素結合(破線で示した)している。また硫黄原子も亜鉛(球で表示)と相互作用している。

　オンデッティらの予測は、見事に的中していた。オンデッティらの研究は、実験と理論を上手に組み合わせた科学的成果の正にお手本のようなものである。さらにその結果もたらされたカプトプリルが、多くの患者を死から救っている。実に素晴らしい研究である。

5-2　血の塊を溶かす薬

　けがをすると出血するが、しばらく経つと血が固まり、出血を止める。この働きは、失血により脅かされる生命を守るための、言わば自己防衛の方法の一つである。

　しかし、体の表面ではまったく問題がないこの血の凝固が、血管内部や体の内部に生じると事情は完全に逆転し、私たちにとって極めて危険な状態になる。例えば、冠動脈が少なからず動脈硬化しているところに何らかの理由で血の凝固が起これば、心筋梗塞の危険が出てくる。足の静脈中にできた血の塊が回り回って肺動脈まで来ると、血管を塞ぎ、肺塞栓症を起こす。脳で起これば、脳梗塞になる。固まった血は血管を塞ぐことから、血栓と呼ばれる。脳血管不良での死亡率の第1位を占めるのが脳梗塞でもあり、この血栓をいかに取り除くかは、高齢化社会に向けた大きな問題の一つでもある。

　血栓ができるということは異常な事態であるが、本来、血液凝固は私たちの体を守るためにできあがったメカニズムであるために、その対処は間違えるととんでもないことを引き起こしかねない。血液の凝固も、生命の危機を管理するために作動するメカニズムであるので、誤動作による危険を回避するために複雑な仕組みを取っている。ちょうど最高機密の部屋に入るために、何回もIDカードを差し入れながら、何重ものドアを通らなければならないことと似ている。

　少々複雑だが、血の凝固の流れを図5-8で見てみよう。フィブリノーゲンという糖タンパク質はもともと血液中に含まれているが、通常はおとなしくしている。傷ができ、出血し、血小板や組織などが危険を察知すると、何段階かの複雑な過程を経て、最終的に血液の中にトロンボプラスチンというタンパク質分解酵素が分泌される。トロンボプラスチンは他のタンパク質には目もくれずに、血液中にあるプロトロンビンというタンパク質に働きかけ、これをやはりタンパク質分解酵素の一種であるトロンビンという酵素に変化させる。トロンビンは先ほどのフィブリノーゲンに作用し、フィブリンに変える。フィブリ

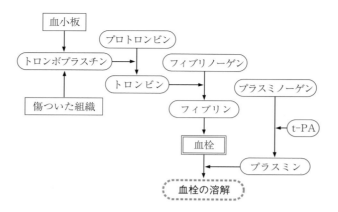

図5-8 血液の凝固と血栓の溶解の仕組み

ン同士は重合し、フィブリンががんじがらめに結合したフィブリン網を作る。これが血液の凝固であり、フィブリン網の中には血球まで取り込み、血栓のもとである血餅を作る。

　幸いなことに、私たちの体の中にはこのいったんできてしまったフィブリン網を溶かしてくれる機構も備わっている。血液中にあるプラスミノーゲンというタンパク質は、プラスミノーゲン活性化因子（t-PAと略される）によってプラスミンというタンパク質分解酵素に変化する。このプラスミンは血栓を分解できる。

　以上の仕組みを聞けば、賢明な読者はどの過程を活用すれば心筋梗塞や脳血栓の危険を回避できるかが分かるだろう。これまでもいくつかの例で見てきたが、以上のメカニズムを見ると、いかにタンパク質分解酵素の役割が大きいかに驚かされるだろう。食べ物を消化するという働きは、タンパク質分解酵素のほんの一部の機能に過ぎない。

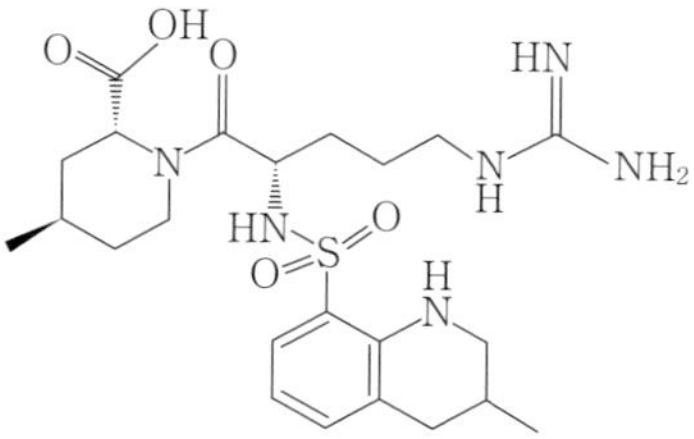

図5-9　抗血栓薬アルガトロバンの化学構造

　トロンビンは、タンパク質分解酵素の中でも最もよく研究されている、セリン・プロテアーゼ（この名のついた一群の酵素では、タンパク質を分解する活性部位にセリンが共通して存在し、タンパク質分解に重要な役割をしている）に属する。図5-8から分かるように、トロンビンの働きを妨害すると、フィブリンができないので、血栓ができなくなる。抗血栓薬として現在使用されているアルガトロバン（図5-9）はトロンビンの働きを抑える薬であり、脳血栓症急性期に主に使われている。

　1991年になり、バンナー（David W. Banner）らはアルガトロバンがどのようにトロンビンの働きを邪魔しているかをX線解析で明らかにした。図5-10に示すように、トロンビンは主にβシートからなる2つのドメインに分かれている。そのドメインの間に大きな溝が見える。その溝に見事にアルガトロバンが結合していることが分かる。実はこの溝の部分がトロンビンのタンパク質分解作用を示す場所なのである。トロンビンはフィブリノーゲンの一部をこの部分で捕らえ、そして食いちぎり、フィブリンを作る。アルガトロバンはこの溝に静電相互作用およびファン・デル・ワールス相互作用で強く結合してしま

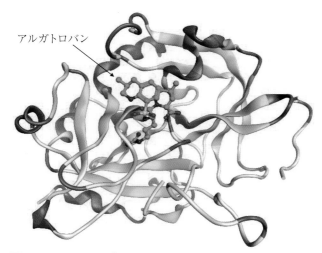

アルガトロバン

図5-10　トロンビンの働きを阻害するアルガトロバン

うため、フィブリノーゲンはこの溝に近づくことができなくなってしまう。

　生体内では、多くのタンパク質分解酵素が整然と持ち場を守っている。トロンビンはそうした一つである。したがって、アルガトロバンの作用について、すぐ危惧の念を抱く人が少なからずいるだろう。トロンビンの作用を妨害するのはよいが、他のタンパク質分解酵素の働きを妨げたら、何か妙なことが起きやしないか。特にいったんできてしまった血栓の溶解を助けてくれるプラスミンを阻害してもらっては非常に困る。

　アルガトロバンの分子構造は、大きく3つに分けることができる。これらの部分がトロンビンの溝だけにうまい具合にはまり込まなければならない。酵素側に受けいれる空間が最初からなければ論外であるが、ゆるく入っていたのでは簡単にはずれ

てしまう。

　図5-11に問題となるタンパク質分解酵素の溝の大きさを摸式的に示した。トロンボプラスチンは、Xa因子と呼ばれるタンパク質分解酵素によって作られるので、このXa因子についても比較した。また、いわゆる消化酵素であるトリプシンについても調べてみた。結果は図から明らかだろう。ちょうどよくアルガトロバンが収まるのは、トロンビンの溝しかない。プラスミンの場合、Bの部分は溝が狭くて入らず、AとCの部分は逆にぶかぶかであり、アルガトロバンはほとんどプラスミンに作用できない。

　実際にアルガトロバンのプラスミンへの結合力を調べてみると、トロンビンの4万分の1近くであった。アルガトロバンはトロンビンの作用だけを非常に効果的に妨害して、抗血栓効果を示していることが明瞭に証明されたわけである。アルガトロバンは血液を固まり難くするのであるから、当然のこととして出血という副作用が起こる。付言すると、トロンビン自身は血液を凝固させる働きをするので、止血薬として実際に使われている。

　図5-8の血栓溶解の流れから、フィブリンを溶解するためにはもう一つのアプローチが取れる。t-PAを使って、プラスミンを積極的に作り、フィブリンを溶解させる方法である。t-PAはアミノ酸527個からなる糖タンパク質で、血液中に存在する量は極めて微量である。薬として使うには大量にt-PAが必要となる。1983年アメリカのジェネンテック社は、t-PAの遺伝子をクローン化し、引き続き組み換えの手法によりt-PAタンパク質を大腸菌で作らせることに成功した。遺伝子組み換え技術で得られたt-PAは、血栓溶解に有効であり、血栓治療の一つの切り札として現在用いられている。

アルガトロバン

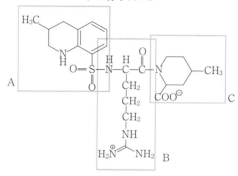

アルガトロバンが結合する相手のタンパク質の結合部位

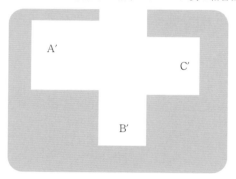

結合する相手のタンパク質の結合部位に対するアルガトロバンの
各部位の適合性

	トロンビン	Xa	プラスミン	トリプシン
A′	Aがちょうど入る	狭すぎる	広すぎる	Aがちょうど入る
B′	Bがちょうど入る	Bが入る	Bは入らない	Bは入らない
C′	Cがちょうど入る	広い	広すぎる	広すぎる

**図5-11　トロンビン類似タンパク質に対するアルガト
ロバンの結合性**

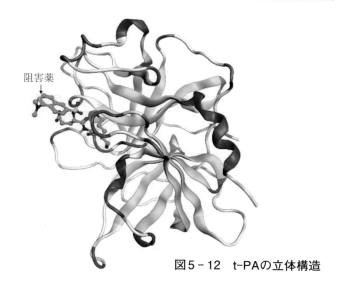

図5−12　t-PAの立体構造

　X線解析で捉えられた、t-PAの触媒ドメインに阻害薬が結合した様子を図5−12に示す。t-PAは大きなタンパク質である。この程度の大きさになると複数のドメイン（塊）からなり、各ドメインは機能を分担する。触媒ドメインは、そこでフィブリンと接触して分解する部分である。t-PAがプラスミノーゲンに働く時は、この阻害薬の位置にプラスミノーゲンの一部が取り込まれ、そして切断される。t-PAもセリン・プロテアーゼの一種である。t-PAと類似の働きを持つ酵素ウロキナーゼも血栓溶解に使われている。

5-3　糖尿病を治す

　2007年11月14日に、東京タワーがブルーにライトアップされた。「世界糖尿病デー」のキャンペーンの一つだった。エン

パイア・ステート・ビルやナイアガラの滝のような世界各国の
モニュメント的な場所でも、この日にブルー・ライトアップが
行われた。以来、この日のブルー・ライトアップは世界各地で
続いている。「世界糖尿病デー」は世界的な糖尿病の増加を少
しでも止めようということで、2006年に国連が定めた。11月
14日は、インスリンを発見したフレデリック・バンティング
（Frederick Grant Banting）の誕生日である。バンティングは
インスリンを発見した業績でノーベル賞を受賞している。

　2016年の厚生労働省の「国民健康・栄養調査」によると、
国内の糖尿病有病者と糖尿病予備群は、いずれも約1000万人
と推定されている。有病者数は2000年以降着実に増加してい
るが、予備群は2007年頃から減少している。一方、世界的に
見ると、糖尿病人口は爆発的に増加し続けており、2017年に
は4億2000万人を突破したとされる。糖尿病は代表的な生活
習慣病の一つになっているが、一方で発症の低年齢化も進んで
おり、10代の患者も決して珍しくなくなってきている。

　糖尿病には大きく2種類の型がある。1つ目は、自己免疫や
感染症などによってインスリンを作るすい臓が破壊されること
で起きるⅠ型糖尿病であり、糖尿病全体の5％程である。2つ
目の型は、遺伝的要因と生活習慣により主に引き起こされるⅡ
型糖尿病であり、残りの95％を占める。

　糖は私たちのエネルギー源である大切な栄養素である。体の
組織にこのエネルギー源を供給するために、血液中にはいつも
ある程度の糖（ブドウ糖）が存在している。血液中に含まれる
糖を血糖と呼ぶが、この血糖が少なくなると、生命活動が鈍く
なり支障をきたす。逆に血糖量が必要以上に多くなると、その
全部を使いこなせなくなり、使われなかった余分の糖が尿中に
出てくる。これが糖尿病である。このような不都合を起こさな

いために、通常、血糖の量は適切にコントロールされている。すい臓から分泌されるインスリンとグルカゴンというホルモンは、このコントロールに携わっている。

　血糖値が低くなると、グルカゴンが分泌される。グルカゴンは筋肉中などにも蓄えられているグリコーゲンという物質を分解して糖を作ることを指令する。逆に血糖値が高くなるとインスリンが分泌される。インスリンはグリコーゲンの分解を止めるように指令する。

　したがって血糖値が長い間高いと、体はこれに対応してインスリンを出し続けなければならない。しかし、すい臓から供給されるインスリンの量がこれに追いついていけなくなると、血糖値は慢性的に高くなる。単に血液中の糖の濃度が高いだけのことだが、これが神経障害、網膜症、腎症（ほぼこの順で発症する）のいわゆる恐怖の三大合併症を引き起こす。これらの合併症は、非常に穏やかにそして自覚症状がないままに進む。気がついた時は、非常に危険ということになる。

　遺伝性のものを除けば、大半の糖尿病は不節制によっているので、血糖値を見ながら、カロリー制限や適当な運動をすることでかなりの治療が期待されるが、本人の強い意志と周囲の協力が必要である。それでも駄目な場合、あるいは遺伝性の体質でどうしても血糖値が上がってしまう場合には、何らかの薬を用いなくてはならない。空腹時の血糖値が110 mg/dL（dLはデシリットル）未満であれば正常、126 mg/dL以上なら糖尿病の疑いありとするのが現在のおおまかな判定基準である。

5-3 _1　インスリンを治療に使う

　糖尿病対策としていちばん簡単に思い付くことは、インスリンが不足して血糖値を下げられないのであるなら、インスリン

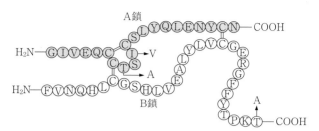

（1）ヒトのインスリンのアミノ酸配列

Ⓒ—Ⓒ はジスルフィド結合を示す。
ウシのインスリンではA鎖のTとIがそれぞれAとVに、B鎖のTが
Aに変わっている。

（2）ヒトのグルカゴンのアミノ酸配列

図5-13 インスリンとグルカゴンの構造

をどうにかして増産すればよい、ということである。インスリ
ンは21個および30個のアミノ酸からなる2本のペプチド鎖か
らできている（図5-13）。分子量が約6000の小型のタンパク
質である。2本の鎖はシステイン残基（C）間のジスルフィド
結合でつながっている。

　ペニシリンやビタミンB_{12}のX線解析を行ったホジキンが、
1969年にインスリンの立体構造解明にやっと成功した。それ
は結晶化から実に34年後のことであった。ヒトのインスリン
の立体構造を図5-14に示す。この図にはホジキンによる先

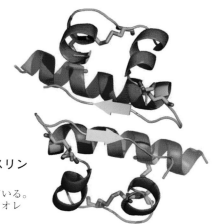

図5-14　インスリンの立体構造
2分子が表示されている。ジスルフィド結合をオレンジの棒で示す。

駆的研究の後で、さらに精密にX線解析された構造を示す。この図では、結晶中で対になって存在する2分子を示した。2つの分子のB鎖にある短いβストランドが、分子間で反平行のβシートを作っている。またこの図ではジスルフィド結合の位置（オレンジの棒）も示した。A鎖には短い2本のαヘリックスがあり、B鎖は長いαヘリックス、βターンそしてβストランドからなる。

　インスリンは筋肉や肝臓の細胞膜にあるインスリン受容体と言われる巨大なタンパク質に結合することで、その細胞中のグリコーゲン分解の停止を指令することが分かっている。インスリン自身が何かをするのではなく、インスリンはシグナル伝達分子として働く。しかし、インスリンがインスリン受容体に結合して、どのようにシグナルを伝達するのか、その詳細はまだ完全には分かっていない。また受容体が巨大な分子なので、全体像をそのままの形で見ることはまだできていない。

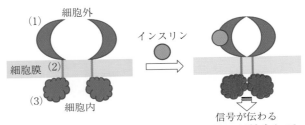

図5-15 インスリン受容体にインスリンが結合して、信号を細胞内に伝える

　受容体を3つの部分に分けて、それらの構造がこれまで研究されてきた。つまり、細胞の外側に出てインスリンに結合する部分（1）、細胞膜を貫通する部分（2）、そして細胞の内側でシグナルを伝達する部分（3）である。その模式構造を図5-15に示す。インスリン分子が受容体の細胞外部分に結合し、その情報が細胞内に伝わる。細胞内部分はチロシン・キナーゼ機能を持っていて、インスリン結合の情報を、細胞内の別のタンパク質をリン酸化するという形で伝える。チロシン・キナーゼは、このように情報を伝達する時によく使われる酵素である。インスリン分子は、受容体の細胞外部分に2分子までは結合できるが、1分子が結合すると構造変化を起こして2分子目が結合し難くなる。図5-16に受容体の細胞外部分（分子表面で表示）にインスリンが結合する様子を示す。小ぶりのタンパク質であるインスリンが受容体の横にしっかり結合して、その情報を伝えている。

　I型でもII型でも、インスリンを補給すれば、血糖値は改善できる。インスリンの大きな問題は、経口投与ができないということである。タンパク質であるので、飲むと体内で消化されてしまう。しかし、インスリン自身は現在でも重要な糖尿病治

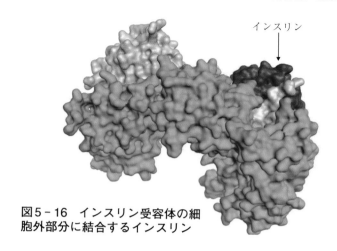

図5－16　インスリン受容体の細胞外部分に結合するインスリン

療薬である。

　ヒトの糖尿病にはヒトのインスリンが最適なのは当然であるが、ヒトのすい臓からインスリンを抽出するというのは現実的でない。そこで長い間、ブタあるいはウシのすい臓から抽出したインスリンが用いられてきた。ウシの場合、A鎖の8番目と10番目、そしてB鎖の30番目のアミノ酸が、それぞれ、アラニン、バリンそしてアラニンに変わっている。前に出てきたアミノ酸の構造を見ていただきたい（図1－6）。ほんのわずかな変化であることが分かる。このように高等動物の中で働いている同じ機能のタンパク質は、非常に類似したアミノ酸の並び方をしている。しかし、このわずかな差が種の差を出している。当然種の違うタンパク質は私たちの免疫系を刺激して、それを排除しようとするため、強いアレルギー症状が出てしまう。この問題を解決したのが遺伝子組み換え技術である。

　1978年ゴーデル（David Goeddel）らは大腸菌でヒトのイン

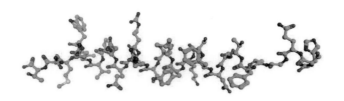

図5-17　グルカゴンの立体構造

スリンを作らせることに成功した。1982年になり、アメリカ
のリリー社がこのヒト組み換えインスリンの発売を開始した。
遺伝子組み換え技術で作った第1号の医薬品である。いわゆる
バイオテクノロジーの実質的な華々しい幕開けであった。大腸
菌から生まれたとは言え、このインスリンはれっきとしたヒト
のインスリンであり、期待どおりの成果を上げた。現在は、超
速効型から持続型まで、種々のインスリン製剤が使用されてい
る。

　グルカゴンは特に糖尿病とは関係ないが、ついでに少し見て
みよう。グルカゴンはアミノ酸29個からなる分子量約3500の
ペプチドである（図5-13）。この程度の大きさだとタンパク
質とは言わずにペプチドと言う場合が多い。X線解析で求めら
れたグルカゴンの立体構造を図5-17に示す。グルカゴンは
αヘリックスの構造を取っている。グルカゴンが血糖値を上げ
る詳しい分子メカニズムは、今のところまだ分かっていない。
グルカゴンは低血糖の緊急措置に用いられるだけではなく、消
化管の蠕動を抑えたり胃液やすい液の分泌も抑えることができ
るので、消化管のX線や内視鏡検査の前処理にも実際に使われ
ている。インスリンと同様、最初はブタのすい臓由来のものを
使っていたが、現在では全て組み換え技術で得たヒトのものが
使用されている。

5-3 _2　グリコーゲンに似た分子アカルボース

　グリコーゲン（図5-18）が分解されて、血糖の主成分であるグルコースができる。グリコーゲンとはグルコースがずらっと連なったものである。肝臓の細胞中には、このグリコーゲンが5％も含まれている。エネルギーの貯蔵庫である。筋肉中には1％未満含まれ、エネルギーの供給源になっている。グリコーゲンは何種類かの酵素で切断されていくが、最終段階で、結合した2つのグルコースが単独のグルコースに変わらなければならない。この変換を行っているのがα-グルコシダーゼという酵素である。

　ここまで読み進んできた読者ならすぐ察しが付くと思うが、このグルコシダーゼの働きを邪魔してやればグルコースはできない。したがって血糖値も上がらない。インスリンのように血糖値を積極的に下げるわけではないが、血糖値を上げさせない。

　アカルボース（図5-18）という薬は、このような仕組みで血糖値を上げない。この薬の利点は食事の後も急激に血糖値を上げず、インスリンの強い効き目に対して、食事療法や運動療法に近い穏やかな効き目を示す点である。服用すると、おならが多少出やすくなるが、これくらいは我慢せざるを得ない。インスリンと異なり、注射薬ではなく経口で効くことも大きな利点である。

　さてアカルボースとグリコーゲンの一部を比較してみよう。似ている！　薬は生体の中で起こっている反応を妨害するか、増大させるか、あるいは少し変化させるかである。現在使われている薬には、この妨害タイプが非常に多い。アカルボースも、この妨害タイプである。α-グルコシダーゼにアカルボー

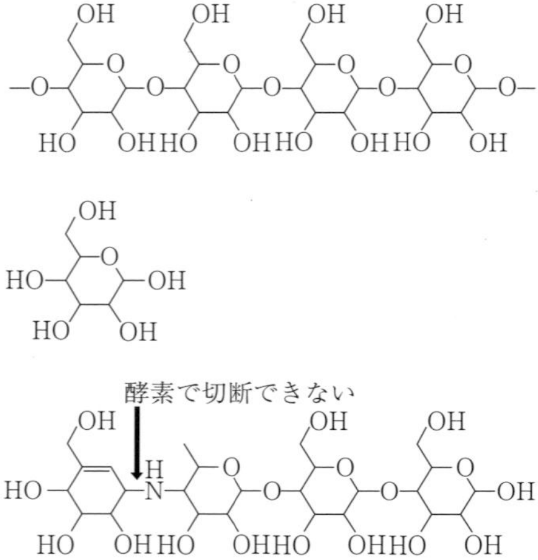

グリコーゲン

グルコース

酵素で切断できない

アカルボース

図5−18　グリコーゲン、グルコースそしてアカルボース

スが結合すると、この酵素本来の働きができなくなってしまい、その結果、グリコーゲンの分解が大きく抑えられ、血糖値が上がらなくなる。もちろん、この薬は糖の分解を全てストップさせるわけではないので、食事で得た糖は徐々に分解していく。急激な血糖値の上昇はない。

　アカルボースは、どのように α−グルコシダーゼを阻害しているのだろうか。アレシン（Alexander Aleshin）らは1992年に、焼酎の一種である泡盛を作る時に用いられるコウジ菌からとった α−グルコシダーゼのX線解析に成功し、続いてアカルボースがこの酵素の作用を妨害している様子をX線解析で明らかにした（図5−19）。

　α−グルコシダーゼは、複雑な立体構造を取っている。大きく分けて2つのドメイン（左右）からなる。糖を分解する働き

214

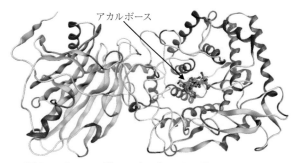

**図5−19　α−グルコシダーゼの働きを阻害する
アカルボース**

をするドメインは右側で、その大部分はαヘリックスからなり、12本のαヘリックスが太い円筒状の構造を形成している。上から見ると、この円筒の中を通る空洞部分が見える。このような円筒状の形を取る酵素はその円筒の内側で酵素反応を行うことが多いが、α−グルコシダーゼもその例である。アカルボースは、この円筒の一端から内側に侵入している。図5−18で示すように、アカルボースは右から3つの環がエーテル（−O−）結合でつながっており、さらにその左に窒素原子によって、もう1つ環が結合している。この4番目の環の中には二重結合がある。この左端の環が最も深く酵素の内側に入っている（図5−20）。

　グリコーゲンならα−グルコシダーゼに結合すると、いちばん端からグルコースが遊離するはずである。しかし、アカルボースのこの部分の化学構造がグリコーゲンと大きく異なるので、この酵素はこの部分を切ることができない。したがって、アカルボースは酵素に結合したままになってしまう。アカルボースが切られないので、それが結合した状態をX線解析で確認

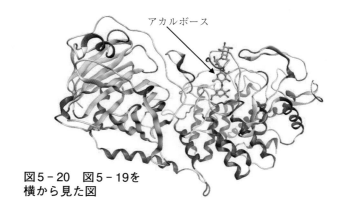

アカルボース

図5-20　図5-19を
横から見た図

できたのである。結合した状態から判断すると、アカルボース
の2番目以降の環は別になくても酵素を十分に妨害できるはず
である。

5-3 _3　グルコースを脂肪に変える？

　炭水化物も脂肪もエネルギー源であり、食物を食べ過ぎると
太ることはよく知られている。ガソリン自動車は、給油したガ
ソリンをそのまま使って、ガソリンが切れたら、その時点でガ
ス欠となり、動かなくなる。しかし、私たちの体では、食べた
物から得たエネルギーのうち、すぐに使う必要のない分は備蓄
して、後で使うことができる。脂肪は言わば備蓄用のエネルギ
ー形態の一つである。したがって、体内には炭水化物と脂肪な
どの分子を相互に変換し合う仕組みがある。この仕組みは存外
複雑で、かつ精緻にできている。
「生物の仕組みに、政治も経済も、そして生き方も学べ」、と
いうのが筆者の持論の一つであるが、この備蓄と変換の仕組み
には、正に私たちが何らかの形で学ぶべき価値がある。糖尿病

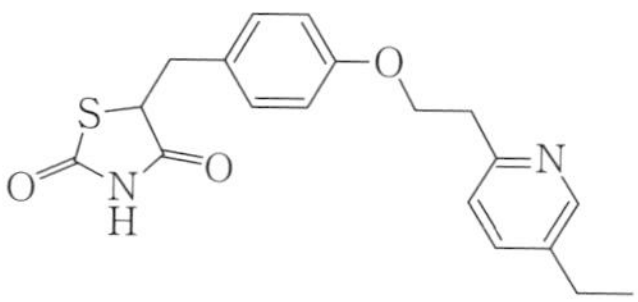

図5-21　糖尿病治療に使われるピオグリタゾン

の諸症状は、血液中にグルコースがある濃度以上あることが原因である。それなら、その余分な糖を脂肪にして備蓄用に回せばよい。そうすれば、糖尿病にもならず、またせっかく摂った食物のエネルギーを後で活用することもできる。そんなうまい話があるのだろうか。

　図5-21に示すピオグリタゾンは日本で開発された糖尿病薬である。1990年に武田薬品工業で見出され、1999年から国内での販売が開始された。ピオグリタゾンは、特にインスリン抵抗性と言われる「インスリンは出ているが十分な働きをしていない症状」の改善に使われて、功を奏している。

　ピオグリタゾンは、PPARγというタンパク質の働きを活発化する（阻害ではない！）。PPARγは核内にある転写因子である。生体内で起こる種々の事象は、遺伝情報によって左右される。膨大な情報が遺伝子には書かれている。遺伝情報とは、ある事象を起こす命令である。一つずつの命令は簡単であっても、それらがある基本原理（法律で言えば憲法）の下で多数組み合わされることにより、複雑精緻なことが整然と行われる。大都会の信号機がでたらめに赤、黄そして青を点滅しては、ただパニックを起こすだけである。遮断すべき道は赤にして通さず、物資を輸送すべき道は青にして通すようにしなくてはならない。生体内では、膨大な遺伝子のスイッチのオンとオフが、

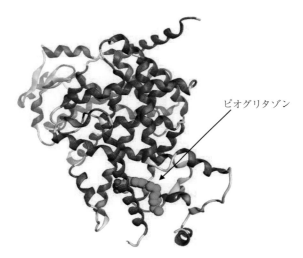

ピオグリタゾン

図5-22 PPARγとピオグリタゾンの相互作用

この目的のために目まぐるしく繰り返されている。転写因子が遺伝子のスイッチを制御する。

　PPAR γ の働きを活性化すると、特定の遺伝子（ある特定の塩基配列を持つDNA）の働きが調節される。PPAR γ の場合、その結果は、インスリンの感受性の上昇という形になって現れる。インスリン感受性の上昇とは、適度なインスリンの濃度でインスリン本来の役目をしっかりと果たすようになるということである。つまり、血中の余分のグルコースは組織に取り込まれるようになり、肝臓でのグリコーゲンからグルコースへの分解も抑えられるようになる。インスリン感受性の上昇は、活性化されたPPAR γ が、グルコースや脂質の代謝制御に深く関わるインスリン応答性の複数の遺伝子を転写する（つまり、インスリンの応答性を高める複数のタンパク質が作られ

る）ことによって実現される。

　ピオグリタゾンは非常に選択的にPPAR γを活性化することが知られている。ピオグリタゾンがPPAR γに働いている様子はX線解析で捉えられている（図5 - 22）。PPAR γは大部分がαヘリックスでできたタンパク質で、交差したヘリックスの間に比較的大きな空間が空いていて、ここにピオグリタゾンは結合する。このX線構造を基に、非常に多くの研究者が新しい医薬分子の設計に挑戦している。

　PPARという符丁の意味について、これまで触れなかった。PPARとはperoxisome proliferator-activated receptor（ペルオキシソーム増殖活性化受容体）の頭文字を取ったものである。なんとなくいかめしくて、内容の分かり難い名前である。ペルオキシソームとは、細胞内の小器官の中でも小さなもので、かつてはミクロボディとも呼ばれた。この小器官では脂肪酸をはじめ、種々の分子の酸化反応が行われる。PPARが活性化されると、ペルオキシソームの数が急激に増加することから、この現象に基づいてPPARの名前は付けられた。PPARの活性化により、インスリン応答性の向上をはじめとする様々な炭水化物の代謝に関わる事象が引き起こされる。

5-4　コレステロールを下げる

5-4 _1　脂質異常症とは

　生活習慣病検査で、必ずその数値の大小を問われるものの一つがコレステロールである。したがって、コレステロール自体が悪者のように見られるふしがあるが、実はコレステロールは私たちの体の中で重要な役割を果たしている。細胞膜を作っているのはコレステロールであり、コレステロールは体内で作ら

れる多くのホルモンの原料でもある。細胞膜ができなければ、そもそも私たちの細胞ができないわけで、コレステロールは私たちの生命維持にとって言わば必須アイテムである。

肥満になるとコレステロールが入った食品を控えるように言われるが、80%のコレステロールは私たちの体内、主に肝臓で作られる。血中のコレステロールが必要以上に増加すると、一般的に動脈硬化症と言われるアテローム性動脈硬化症のリスクが高くなる。この場合のアテロームとは、動脈の内側にできる隆起（これをプラークとも言う）であり、その隆起の中には粥状の内容物がある。アテロームはそれ自身が大きくなって、破れたり血管を塞いだりするので、血管内で血液が固まり、その結果できた血栓で血管が詰まる。これらは脳梗塞や心筋梗塞につながる。これがコレステロール増加の警戒される主な理由である。

コレステロールは肝臓で作られ、血液中をぐるっと循環して、また肝臓に戻ってくる。ところが、コレステロールは脂っぽいので、水には溶けない。そこで、水にも溶けるが脂も捕まえることができるタンパク質であるリポタンパク質を、運び屋に使う。コレステロールの宅配便のようなものである。

ただ、行きと帰りの宅配便の車が異なる。行きはLDL（low density lipoprotein：低密度リポタンパク質）が担当し、帰りはHDL（high density lipoprotein）が担当する。伝票を間違えて、たくさんコレステロールを運んでしまうと、帰りの便でもたくさんコレステロールを運ばないといけない。しかし輸送力には限界があるので、このバランスが狂うと、嬉しくないコレステロールの置き土産ができてしまい、それがアテロームへと変身してしまうこともあり得る。

LDLが少なく、HDLが多くあると、血管への置き土産は少

なくなる。ところがその逆で、LDLが多く、HDLが少なくなると、コレステロールの置き土産が増える。この症状はLDLのみに注目して、かつて高脂血症と言われた。しかし、HDLの状態も考え、現在では「脂質異常症」と呼ばれるようになりつつある。

5-4 _2　スタチン類の発見と その分子レベルでの働き

　さて、食品からのコレステロールの量に対して、肝臓で作られるものは圧倒的に多い。家系的にコレステロール値の高い人は肝臓でのコレステロールの生産量が多い。それでは、どのようにすればコレステロールの生産量を減らすことができるか。肝臓でのコレステロールの作られ方が分かれば、大きなヒントになる。

　コレステロールは酢酸を原料にして、20以上の酵素反応を経て、生体内で作られる。その途中で、3−ヒドロキシ−3−メチルグルタリルCoAという分子からメバロン酸という比較的簡単な分子が作られる。この反応を触媒するのが3−ヒドロキシ−3−メチルグルタリルCoAレダクターゼ（略してHMG-CoAレダクターゼ）という長たらしい名前の酵素である。この反応がコレステロール生成全体のスピードを決めている。したがって、この酵素の働きが妨害されると、コレステロールの合成がガクッと落ちる。コレステロールの生産を妨害するにはもってこいの場所である。

　今であれば、まずHMG-CoAレダクターゼのX線解析を行い、この酵素の活性部位に結合できる分子を設計し、……ということなる。しかし、そうした技術がない時代、思わぬところから阻害剤の候補分子は見つかった。三共（現在の第一三共）

コンパクチン

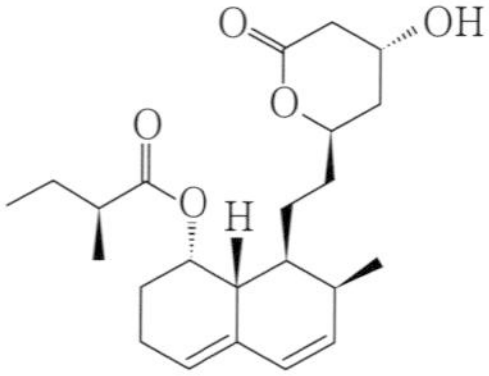

アトルバスタチン

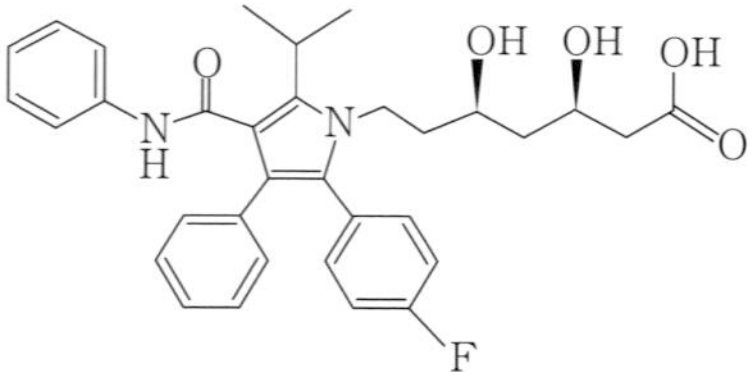

図5 - 23　コレステロールを下げるスタチン類

の遠藤章らは、カビが生産している分子の中にコレステロール
を下げるものがあるかどうかを2年間にわたって丹念に調べ
た。そして、奇しくもペニシリンを生み出した菌と類似の青カ
ビから、動物血中のコレステロールを下げることのできる分子
コンパクチン（図5 - 23）を見出した。1973年のことである。
その後、コンパクチンは発がん性の疑いをかけられ、開発中止
になってしまうが、類似のロバスタチンを発見した製薬会社メ
ルクは発がん性の濡れ衣を晴らし、1987年に実用化にこぎ着
けた。その後、類似の医薬分子が次々と開発され、それら一群
の医薬分子はスタチン類と呼ばれるようになった。スタチン類
の売り上げは年間3兆円にも達した。

　それでは、これらのスタチンはどのようにして血中のコレス
テロールを下げるのだろうか。現在最もよく使われているスタ
チンに、アトルバスタチン（図5 - 23）がある。この分子は
1985年にアメリカで化学合成され、1997年から市販された。

　この薬の年商は最盛期に100億ドルを超え、世界における薬の売り上げ第1位に10年以上も君臨した。現在スタチン類は100ヵ国以上で使用され、毎日4000万人余りの人（その一人に筆者もいる）が服用しているとも言われている。既に見たように世界の死亡原因第1位は心疾患である。脂質異常症の多い先進国では、特にたくさんのスタチンが使用されている。

　この冠動脈疾患の予防と治療に革命をもたらしたスタチンも日本人の研究者によって発見された薬であり、医薬品開発における日本人の貢献がいかに大きいかを示す好例である。国際貢献にはいろいろな形があり得るが、多くの患者を救い、そのQOLを改善することのできる良薬の創出は、平和的でもあり、国際社会から尊敬される。勤勉で誠実な多くの日本人研究者には格好の領域でもある。本来なら国策として盛り上げるべき科学領域であり、産業であると思うが、残念ながら、近年この分野における日本の世界的な地位は目を覆いたくなるほどに低下してきている。

　さて、このアトルバスタチンはHMG-CoAレダクターゼの強い阻害薬であることが分かっている。そこで、両者の複合体を作り、そのX線解析を行った。その結果を図5-24に示す。

　この酵素は4量体（4個の同じタンパク質が集まって1つの塊を作っている）として働くが、簡単のために1つのタンパク質だけを示した。酵素は2つのβシートの片面ずつにαヘリックスが交差して配列する構造を取っていて、アトルバスタチンはαヘリックスの間にできた空隙に入り込んでいる。アトルバスタチンの分子の左半分ほど（図5-23での）は疎水的（脂っぽい）構造を取っている。結合部位の中央部分にはアラニンやロイシンといった親油的なアミノ酸が並んでおり、この部分にアトルバスタチンがファン・デル・ワールス力で結合してい

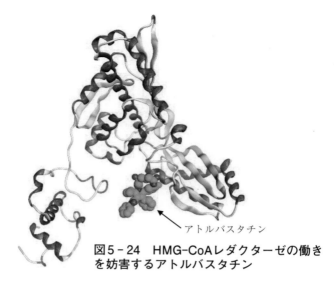

アトルバスタチン

図5-24　HMG-CoAレダクターゼの働き
を妨害するアトルバスタチン

る。一方、アトルバスタチンのカルボン酸をつなぎ止めるた
め、その付近に塩基性のアミノ酸であるアルギニンやリシンが
きて、静電的な相互作用でこの医薬分子を捕まえている。酵素
分子の比較的表面付近にアトルバスタチンは位置している。こ
のようにアトルバスタチンは標的である酵素に強力に結合し
て、その活性を抑え込んでいる。

5-5　骨粗鬆症を治す

　約40％の女性が一生のうちに骨粗鬆症による骨折を経験す
ると言われている。女性でなくても、老人になると骨の量が減
り骨折しやすくなるが、特に女性の場合には閉経後に骨粗鬆症
に罹るリスクが男性よりずっと高くなる。60歳代の女性の5
人に1人が骨粗鬆症であると推定されている。

骨は一見変化のない無機物のように見えるが、古い骨は常に破骨細胞によって壊され、新しい骨が骨芽細胞によって作られている。骨はダイナミックに変化している。古い骨が壊され、新しい骨が作られることをリモデリングと言う。骨では、正にスクラップ・アンド・ビルドが日常的に行われている。このスクラップ・アンド・ビルドのバランスが崩れ、骨がどんどん壊されていく状態が骨粗鬆症と言える。

高齢化社会が進むとともに、骨粗鬆症に罹る人の数もどんどん増えている。現在症状が出ていなくても、いずれ腰痛や骨折など、骨粗鬆症の症状が現れる可能性のある人まで含めると、国内での患者数は1300万人を超えると推定されており、年々増加する傾向にある。骨粗鬆症になると運動ができなくなり、運動ができなくなると骨のリモデリングが上手くいかなくなり、さらに骨の破壊が進む、という悪循環に陥る。高齢化社会において、QOLを保つ上で、骨粗鬆症は大きな障害になる病気の一つと言える。

5-5 _1　破骨細胞の働きを阻止するアレンドロネート

骨の大部分は、ヒドロキシアパタイトという固い無機物からできている。ヒドロキシアパタイトは日本名では水酸燐灰石と呼ばれる。正に石である。ヒドロキシアパタイトはリン酸カルシウムという成分からできていて、リン酸カルシウムはさらにカルシウムとリン酸またはピロリン酸からできている。ピロリン酸は図5-25に示すような化学構造を持ち、いろいろな過程を経て生体内で作られる。例えば、アデノシン三リン酸（ATP）がアデノシン一リン酸（AMP）に変換する時にも作られる。このピロリン酸は生体内で種々の働きをするが、その

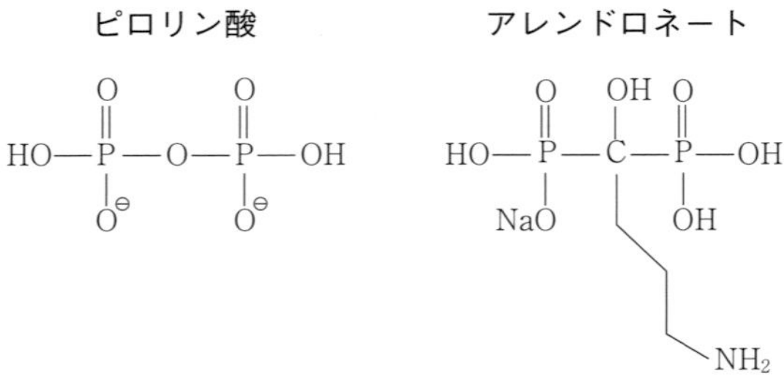

ピロリン酸　　　　　　　アレンドロネート

図5-25　ピロリン酸とアレンドロネート

一つがカルシウムと結合してリン酸カルシウムを形成すること
である。すなわち骨の形成である。

　アレンドロネートという分子（図5-25）はピロリン酸に
非常によく似ているが、ピロリン酸と大きく異なる性質を持っ
ている。ピロリン酸は水溶液中で容易に分解してリン酸になっ
てしまうが、アレンドロネートは安定で分解され難い。一方
で、アレンドロネートはピロリン酸と同じようにカルシウムと
結合しやすい性質を持っている。この性質によって、体内に吸
収されたアレンドロネートはカルシウムがたくさん露出してい
る骨の表面に集まりやすく、そこに付着する。しかし、アレン
ドロネートはピロリン酸と異なるので、破骨細胞はアレンドロ
ネートが付着した部分の骨を分解することができない。したが
って、破骨細胞によるスクラップの段階が阻止され、骨の破壊
は止まる。一方、アレンドロネートは骨芽細胞の働きは妨害し
ないので、骨の形成は行われる。

　細胞が障害を受けると、その状態ではもう分裂せずに死んで
いく。生物界の、厳しいが、生きていくための理にかなった行
動であり、この行動をアポトーシスと呼ぶ。アレンドロネート

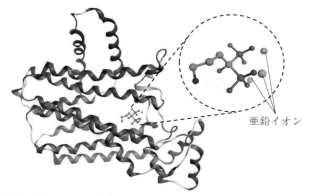

亜鉛イオン

図5-26　ファルネシル・ピロリン酸合成酵素を阻害するアレンドロネート

は破骨細胞に吸収されると、ファルネシル・ピロリン酸合成酵素の作用を阻害する。ファルネシル・ピロリン酸は、ステロイド等の生命活動にとって重要な分子を作る過程の重要な中間体である。その合成が阻害されると、その細胞は生きていけない。すなわち、アレンドロネートを吸収すると破骨細胞はアポトーシスを起こしてしまい、破骨細胞による骨の吸収は抑制される。

　図5-26に、X線解析で明らかにされたファルネシル・ピロリン酸合成酵素がアレンドロネートで阻害される様子を示す。ファルネシル・ピロリン酸合成酵素は大部分がαヘリックスで構成されており、αヘリックスの束の上端にアレンドロネートが結合する。この酵素の作用には亜鉛イオンが必要であり、図に示すように3つのZn^{2+}イオンは両端のリン酸基と強い静電相互作用をしている。

　アレンドロネートは複雑な構造を持った有機化合物ではない

が、このように立派に骨粗鬆症の治療薬として使われている。骨粗鬆症の患者は動くと骨折を起こす危険があり、ひどい状況での病院への通院は大きな負担である。幸いなことに、アレンドロネート類には1ヵ月に1回の投与ですむ薬もあり、しかも飲み薬なので患者の負担は非常に軽い。しかし、アレンドロネートの働きを考えれば明らかであるが、カルシウムなどの濃度が高いミネラルウォーターなどといっしょに飲んでしまうと、問題の個所に行くまでに薬の濃度が落ちてしまう。服用法をきちんと守る必要がある。

5-5 _2 ビタミンDの作用を増強する

　腸からのカルシウム吸収能力は、歳を取るにつれ低下する。これは、高齢者が骨粗鬆症になりやすい大きな原因の一つである。カルシウムの吸収はビタミンDによって助けられているが、加齢と共にビタミンDの体内での合成が鈍くなる。ビタミンDはそのままの形で効くのではなく、活性型にされて初めて効くが、活性化すべきものが減少する。ビタミンDは活性化された後で、ビタミンD受容体（VDR）という細胞核内にあるタンパク質に結合する。この結合により、この受容体は活性化され、カルシウムの吸収を促進する遺伝子のスイッチをオンにし、カルシウムが吸収されるようになる。加齢と共に、この受容体の数も減る。受容体も減り、受容体を活性化する活性型ビタミンDも減るというダブルパンチで、腸管からのカルシウム吸収量は低下してしまう。

　ビタミンD受容体の数を増加させるのは容易ではないが、ビタミンDの活性型ないしそれに類似したものは作れる。カルシトリオール（図5-27）はビタミンDが生体内で代謝されてできる活性体であり、現在骨粗鬆症の治療に用いられている。

カルシトリオール　　　　　　　　　ビタミンD

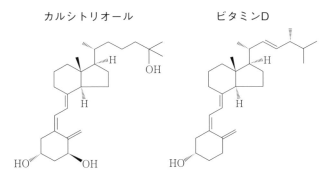

図5-27　活性型のビタミンD

カルシトリオール

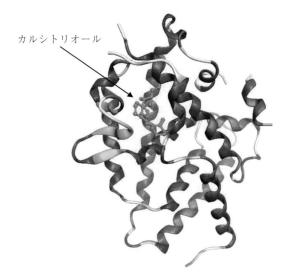

図5-28　ビタミンD受容体のビタミンD結合部位ドメインに結合する活性型ビタミンDカルシトリオール

この薬を投与すると、腸管からのカルシウムの取り込みが促進される。気をつけないと、血液中のカルシウム量が高くなり過ぎるくらいである。

　図5－28にVDRのビタミンD結合ドメインにカルシトリオールが結合している様子を示した。実際にはVDR全体はもっと大きなタンパク質で、カルシトリオールがこの部分に結合することで、受容体の構造変化が起き、それが引き金となって、カルシウムの取り込みを促進する一連の活動が起こる。しかし、とりあえず、VDRに活性型ビタミンDが結合しないと話は始まらない。VDRのビタミンD結合ドメインは主にαヘリックスからなる構造を取り、ヘリックスの間にできた大きな空間にカルシトリオールは結合している。結合していない時にはこの空間は狭く、結合することによって押し広げられることが、この図からも容易に想像できるだろう。

第 6 章

免疫反応と炎症反応

6-1 _1　臓器移植を実用化した シクロスポリンとタクロリムス

　1997年10月16日に「臓器の移植に関する法律」通称「臓器移植法」が施行され、心臓停止後の腎臓と角膜の移植に加え、脳死からの心臓、肝臓、肺、腎臓、すい臓、小腸などの移植が法律上可能になった。病気や先天的な問題で、各臓器の機能が十分に果たせなくなると、現在では臓器移植に頼らざるを得ない。目下、再生医療の技術が猛烈な勢いで進んでいるが、私たち自身の細胞から各臓器を完全に作り上げるまでには至っていない。臓器の提供には、倫理的な問題、感情的な問題が絡み、そうした問題は偶数を2で割るようにはいかないため、しばしば解決の難しい問題を発生させる。2010年に改正臓器移植法が施行され、本人の意思が不明な場合には家族の承諾で臓器の提供が可能になるなど、運用上の自由度が広がったが、全ての問題が解決されているわけではない。

　臓器移植の歴史は古く、1950年代には既に試みられていた。外科手術の技術上の問題もさることながら、かつての臓器移植の最大の難関は拒絶反応であった。拒絶反応とは臓器の移植を受けた私たちの体が、移植された臓器を異物と思い、それを体から追い出すために起こす激しい免疫反応である。私たちの体に侵入したバクテリアなどに対する防御反応とまったく同じ反応を、臓器に対してもするのである。拒絶反応は単に移植された臓器を無効にするだけでなく、移植を受けた患者の体を非常に危険な状態にするので、臓器移植におけるいちばん大きな問題であると言える。臓器移植の歴史は、この拒絶反応との闘い

の歴史でもある。この問題は、今でも全て解決されているというわけではないが、本節で述べる良好な免疫抑制薬の出現で、大きく臓器移植の可能性が広がった。

　私たちの細胞が自分の細胞をきちんと認識できるのは、私たちの細胞の表面に自分の細胞を認識するための標識があるからである。この標識は一卵性双生児の場合を除くと、個々人で皆異なっている。この標識のことを難しい言葉で主要組織適合性抗原（major histocompatibility complex、略してMHC）と呼び、ヒトのMHCのことを特にヒト白血球抗原（human leukocyte antigen、略してHLA）と呼ぶ。免疫反応では、この標識によって自己と非自己を区別する。自分でないものは外敵であるので、すぐさまそれを駆逐するための防御体制を体の中に張り巡らせるのである。

　この標識が似ている臓器をあらかじめ選択できれば、当然拒絶反応は小さいが、既に述べたように一卵性双生児以外では一致することはほとんど不可能である。むろん、顔のそっくりさんを見つけてきても駄目である。当面は、いずれは拒絶反応が起こってしまうことを想定して、臓器移植を行わなくてはならない。移植した臓器が患者の体にある程度なじむまで、拒絶反応を鎮めることはできないだろうか。

　一方でこれはとても危険なことでもある。すなわち、拒絶反応というのは私たちが身を守るための言わば自己防衛の手段であり、これを取り除いてしまうことは外敵に対して無防備になることを意味する。しかし臓器移植を受ける患者の多くは生死がかかっており、2つのリスクを天秤にかけることになる。医師が十分に注意深く処置すれば、免疫反応を一時抑えることによるリスクは十分軽減できる可能性がある。では、拒絶反応を抑える薬はあるのだろうか。

1960年にカーン（Roy Y. Calne）はアザチオプリン（図6 -
1）という化合物が拒絶反応の予防に効果があることを見出し
た。さらにアザチオプリンを抗炎症作用のある副腎皮質ステロ
イドであるプレドニゾロンと併用すると、拒絶反応をより有効
に抑えることが分かり、その効果がいろいろと検討された。そ
の結果、確かに効果はあったが、患者を延命させるほど十分長
い時間拒絶反応を抑えることはできなかった。アザチオプリン
は現在でも免疫抑制等に使われているが、その後も良好な免疫
抑制薬の探索は続けられた。

　1976年になり、スイスのサンド社（現ノバルティス社）の
ボレル（Jean F. Borel）らは、ノルウェーの高原の土の中から
見つけられたバクテリアが生産する物質の中に、リンパ球の作
用を抑えるものがあることを発見した。カーンらはこの分子が
抗体の生産を著しく抑制することから、臓器移植に応用してみ
た。素晴らしいことに、この分子は非常に強く拒絶反応を抑制
することが分かった。この情報はまたたく間に臓器移植に思い
を寄せる研究者の間に広がり、1978年頃から臨床効果が次々
と確認され、1980年代に入って実際の臨床現場で使われるよ
うになった。

　この物質とは、シクロスポリン（図6 - 1）と名付けられた
環状のポリペプチドである。シクロスポリンは腎臓、肝臓、心
臓および肺の移植、さらには心肺同時移植において拒絶反応を
見事に抑えることに成功し、いったん沈静化した臓器移植に再
び熱い期待が高まった。現在でもシクロスポリンは臓器移植の
際に用いられ、手術の成功率の向上に貢献している。しかし、
その免疫抑制効果に物足りなさがあった。

　1984年、藤沢薬品工業（現アステラス製薬）筑波研究所の
研究者たちは、ガマで有名な筑波山麓の土の中から見つけた放

アザチオプリン

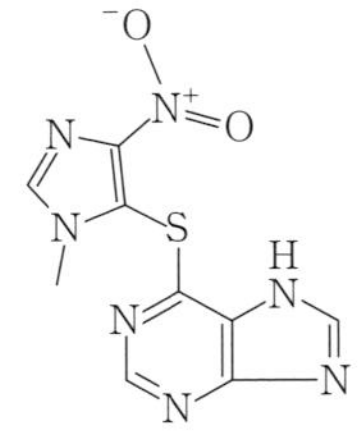

シクロスポリン

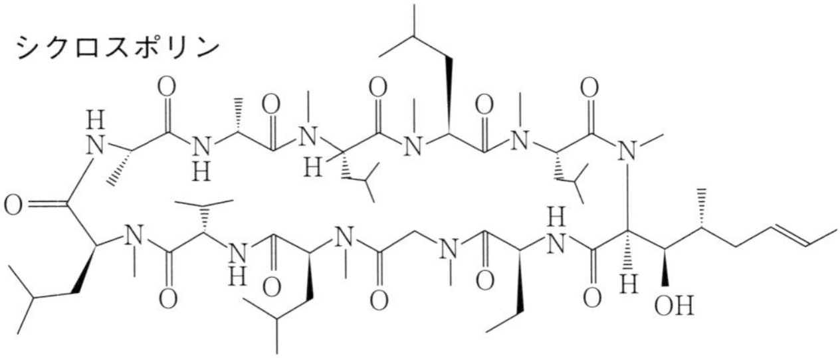

タクロリムス

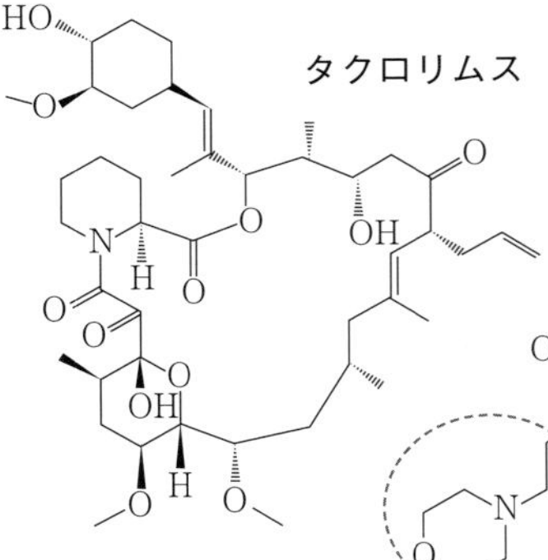

ミコフェノール酸モフェチル
（プロドラッグ）

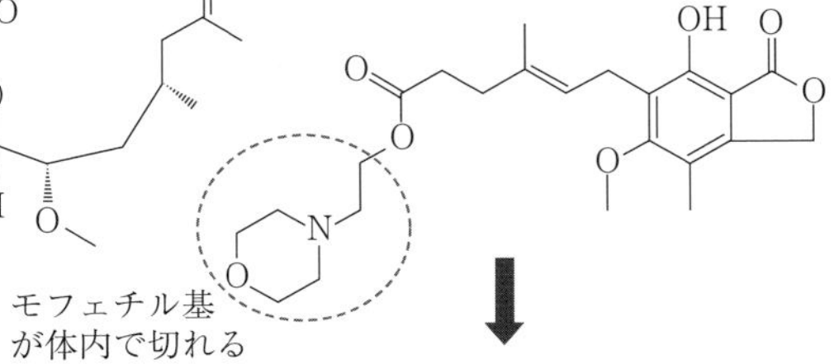

モフェチル基
が体内で切れる

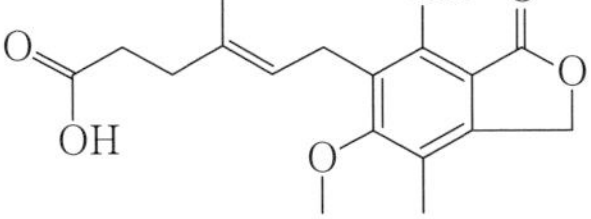

ミコフェノール酸

図6-1　免疫抑制薬の化学構造

線菌が、新しい免疫抑制物質を作っていることを発見した。翌年、さっそく実験動物を用いてその効果を確かめる実験が開始された。この分子タクロリムス（FK506）は図6−1のようにシクロスポリンとはだいぶ異なる化学構造を取っている。両者とも大きな環状の分子だが、シクロスポリンがペプチド結合を多数持っているのに対して、タクロリムスは環内にエステル基（−C(=O)−O−）を持つ大環状のラクトンであり、マクロライド系と呼ばれる一群の抗生物質に分類できる。実際に、タクロリムスは抗生物質としての作用も持っている。

　実験の結果、タクロリムスはシクロスポリンの50分の1〜100分の1の濃度でシクロスポリンと同様の免疫抑制効果を示した。別の言い方をすれば、タクロリムスの免疫抑制効果はシクロスポリンの50〜100倍である。それに加え、幸いなことに、腎毒性もシクロスポリンに比べて低くなっていた。臓器移植を待っている多くの人々にとって、正に福音であった。

　普通、薬が実際に市販されるまでには、多くの実験や事務手続きを踏まなければならない。一方、タクロリムスが発見された当時の日本国内では、法律上の問題も絡み、臓器移植例が欧米に比較して圧倒的に少なく、その開発研究は必ずしもスムーズではなかった。そこで、タクロリムスの著しい効果に目をつけた欧米の研究者と患者からの熱い要請に応え、タクロリムスは開発の初期段階から欧米でも本格的な実験が行われた。

　現在、タクロリムスは肝臓、骨髄および腎臓移植時において広くその有効性が証明されている。タクロリムスの出現によって、臓器移植の可能性は極めて大きく広がったと言えよう。しかし、タクロリムスにもまだ腎毒性などの副作用が少なからずあり、さらなる改良が今後も必要である。研究者たちはより良い免疫抑制薬の発見を目指して、今でも研究を続けている。臓

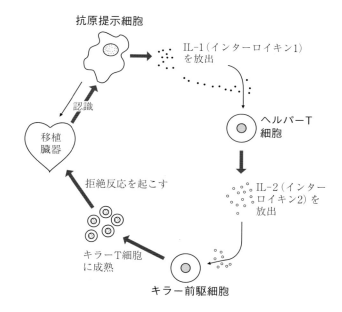

図6−2　移植臓器に対する拒絶反応のあらすじ

器移植の際の拒絶反応がほとんど気にならない日が、近いうち
に来るかもしれない。

　さて、タクロリムスのような免疫抑制薬はどのように効いて
いるのだろうか。シクロスポリンとタクロリムスは一部違う所
があるが、大筋では同じやり方で免疫反応を抑制していると考
えられている。まず拒絶反応を起こす重要な仕組みの一つを図
6−2で見てみよう。

　移植された細胞（これが抗原になる）はマクロファージのよ
うな細胞（これを抗原提示細胞と言う）によって異物と認識さ

れる。異物を認識すると、その処理をしてくれる他の細胞の助けを求めるために、抗原提示細胞はある種の信号を出す。この場合、その信号はインターロイキン1（IL-1）というタンパク質である。IL-1はヘルパーT細胞に危険を伝える。ヘルパーT細胞は危険を了解し、その危険物をキラーT細胞（細胞傷害性T細胞）に処理させるために、インターロイキン2（IL-2）という信号を出す。IL-2はキラー前駆細胞を刺激して、危険物処理を実行するキラーT細胞の部隊を編成させる。最終的にこのキラーT細胞が、寄ってたかって移植された臓器の排除を行うわけである。

　先ほども述べたように、この図で臓器の所がバクテリアであれば、バクテリアは全滅ということで、私たちは拍手喝采だが、臓器移植の場合には決して好ましいことではない。拒絶反応は決して特殊なものではなく、私たち自身の大切な免疫反応の一つなのである。タクロリムスもシクロスポリンもヘルパーT細胞がIL-2を放出する段階を妨害する。ではいったい、どうやって妨害するのだろうか。

　1984年にハンドシュマッヒャー（Robert E. Handschumacher）らは、シクロスポリンがシクロフィリンというタンパク質と特異的に結合することを見出した。それに続いて、タクロリムスにも同じように特異的に結合するタンパク質のあることが見出された。このタンパク質はFK結合タンパク質と呼ばれる。この名前はタクロリムスが当初FK506というコード番号で呼ばれたことに由来する。今までの話からの類推で、これらのタンパク質がIL-2の放出に直接関係しているらしいと感じた読者は、かなり科学的なセンスがある。実は、そう思った科学者も少なくなかった。興味深いことに、現実はもっと複雑であった。

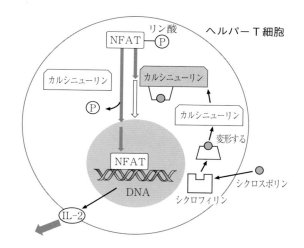

図6-3　免疫抑制薬シクロスポリンの働き方

　図6-3に、これらの免疫抑制薬の働きを模式的に示した。
ヘルパーT細胞の中には、NFAT（活性化T細胞核因子）と
いうタンパク質があらかじめスタンバイしている。NFATは
通常はリン酸化されているので、不活性の状態である。
NFATにカルシニューリンというタンパク質が働くと、この
リン酸がはずれて活性化される。活性化されたNFATは細胞
の核の中に入り、IL-2を生産する遺伝子を活性化する。する
とIL-2が作られ、それが拒絶反応につながる信号になる。シ
クロスポリンやタクロリムスはシクロフィリンやFK結合タン
パク質に結合するが、そこでできた複合体はさらにカルシニュ
ーリンに結合する。この結合により、カルシニューリンの働き
は阻害されてしまい、もはやNFATからリン酸をはずすこと
ができなくなる。つまり、IL-2は作られなくなる。

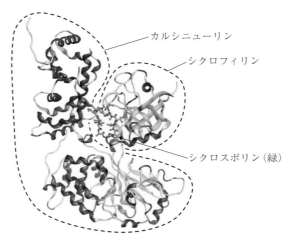

カルシニューリン

シクロフィリン

シクロスポリン（緑）

**図6−4　カルシニューリンに結合するシクロスポリンと
シクロフィリンの複合体**

　シクロスポリン、シクロフィリンそしてカルシニューリンが
結合した状態はX線解析で捉えられており、シクロスポリンが
どのようにカルシニューリンの働きを抑えているか、分子レベ
ルで明らかになっている。その様子を図6−4に示した。シク
ロスポリンとシクロフィリンの複合体は、カルシニューリンの
表面にある大きなくぼみを覆い尽くすように結合しており、お
そらくNFATが結合して脱リン酸化を受けるのを妨害してい
ると思われる。このことを確認する目的で、カルシニューリン
とNFATの複合体を作り、その構造を解析した。その結果を
図6−5に示す。

　この構造はX線解析ではなく、核磁気共鳴という方法で求め
たものである。核磁気共鳴（nuclear magnetic resonance）
はその英語の頭文字を取って普通NMRと呼ばれる。タンパク

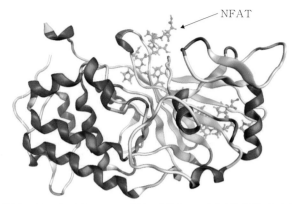

図6-5　カルシニューリン（図6-4の下の部分のみ）と
NFATの複合体の構造

質の立体構造を求めるために、X線解析に次いでよく使われ
ている方法である。NMRは病院ではMRI（magnetic
resonance imaging：磁気共鳴画像法）という名前で、最近で
はX線CTに代わる方法として、各種の病変の診断に威力を発
揮している。X線解析よりは、精密さに欠けるが、既にカルシ
ニューリンのようにX線解析で構造が分かっている部分がある
と、かなりの威力を発揮する。

　図6-5はカルシニューリンを短くし、NFATと結合する
部分のみにしてある。図6-4の下半分に相当する。図6-5
で、NFATはカルシニューリンの裏側に結合しており、その
原子を球で示した。図6-4でちょうどシクロスポリンの結合
している部分にNFATが結合していることが分かる。正に、
シクロスポリンはカルシニューリン上でNFATが結合する部
分に結合して、NFATが結合するのを防いでいることが確認
された。

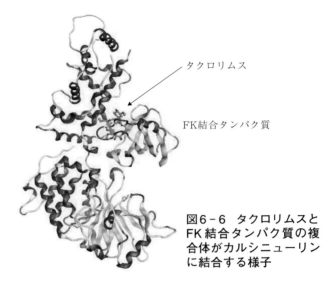

タクロリムス

FK結合タンパク質

**図6-6　タクロリムスと
FK結合タンパク質の複
合体がカルシニューリン
に結合する様子**

　タクロリムス、FK結合タンパク質そしてカルシニューリン
の複合体のX線解析も行われている。その構造を図6-6に示
す。シクロフィリンとFK結合タンパク質の構造は異なるが、
3つの分子の相互作用の仕方は図6-4と非常に類似している
ことが分かるだろう。タクロリムスが結合するカルシニューリ
ンの部位も、シクロスポリンの場合と非常に類似していること
が分かる。したがって、この場合もタクロリムスとFK結合タ
ンパク質の複合体が結合することにより、NFATはカルシニ
ューリンに結合できなくなる。その結果、NFATの脱リン酸
化も起こらないので、IL-2の産生はなくなり、拒絶反応が抑
えられることになる。

6-1 _2　BおよびT細胞を狙って免疫反応を抑える

　アリソン（Anthony C. Allison）らは、RNAやDNAの原料であるプリンの生合成に関わる酵素が遺伝的に欠損している人では、免疫反応（拒絶反応）が劇的に低下していることを見出した。リンパ球にあるプリンを合成する酵素の一つがイノシン一リン酸脱水素酵素（IMPDH）であり、アリソンらはこの酵素を阻害すれば免疫抑制ができるかもしれないと推測した。

　ヒトのプリンのうち、90％はいったん作られたプリンが再利用されて作られている（再利用経路）が、リンパ球では新たに作られている（新生経路）。その際、グアノシン一リン酸はイノシン一リン酸（イノシン酸）から作られる。その反応の律速段階を握っているのがIMPDHである。プリンの新生経路では、複数の化学反応が連続して起こる。その中の、最も反応の進みの遅いところが律速反応（段階）である。したがってこの反応を妨害してしまうと、事実上反応は進まなくなってしまう。この場合、グアノシン一リン酸ができなくなり、リンパ球の活動は麻痺してしまうことになる。

　いくつかの反応が組み合わされて進んでいる場合には、律速段階を抑えてしまえば、その反応は実質的に止めることができる。医薬分子を開発する時の鉄則の一つと言える。古い話で恐縮だが、源義経が一ノ谷にいた平家を奇襲するようなものである。谷底にいる軍隊の動きは鈍く、見事奇襲は成功した。鵯越（ひよどりごえ）の逆落（さかお）としである。

　そこで、IMPDHの阻害剤として知られている一連の分子の免疫抑制力を調べてみた。その結果、ミコフェノール酸（図6－1）が強力な効果を持つことが明らかになった。図6－7に

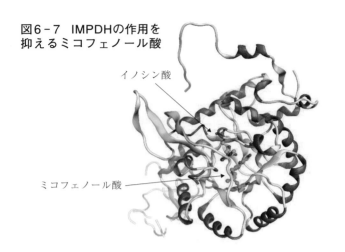

図6-7 IMPDHの作用を抑えるミコフェノール酸

イノシン酸

ミコフェノール酸

示すようにミコフェノール酸がIMPDHの作用を抑えている様子はX線解析で明らかにされている。IMPDHは同一のタンパク質4個が塊（4量体）となって働く大きなタンパク質であるが、見やすくするために、この図では1個のタンパク質のみを示している。複数のβストランドが平行に配列して円筒を作り、その周りを平行に配列したαヘリックスが取り囲む樽（バレル）型の立体構造をこの酵素は取っている。ミコフェノール酸はβストランドの先にできたくぼみに結合している。この図でその左上に存在しているのが、実はイノシン酸である。ミコフェノール酸はイノシン酸に覆いかぶさるように結合し、イノシン酸が酸化されることを妨害しているのである。

　ミコフェノール酸の免疫抑制活性は強く、リンパ球に対する高い特異性を持つ。したがって副作用が低くなり、安全性も比較的高い。そこで、腎移植、心移植、肝移植、肺移植、そしてすい移植の際の拒絶反応を抑制するために現在広く使用されて

いる。

　ミコフェノール酸自身は、腸管で吸収できないので、飲み薬に使えない。そこでモルフォリノエチル・エステル体（モフェチル体）（図6－1の点線で囲んだ部分を持つ化合物）にした。腸管から吸収されると、体内にあるエステラーゼ（エステルを分解する酵素）によって分解され、ミコフェノール酸に転換して、IMPDHを攻撃する。すなわち、ミコフェノール酸モフェチルもプロドラッグである。

　拒絶反応というのは、非常にマクロな現象である。その現象に劇的な変化を与えるナノ・スケールの免疫抑制薬は、今後の医療の中でもますますその重要性が高くなることが予想される。この重要な場面で活躍する免疫抑制薬の働きの全貌も、今や分子レベルで明らかにされている。この理解をさらに深めることができれば、精緻な免疫反応を思いのままに操ることが将来可能になるかもしれない。

6-2　自己免疫力をパワーアップする薬

　私たちの血液の中には様々な血球が含まれ、非常に多様な働きをしている。赤血球は酸素を運搬するが、同時に二酸化炭素の運搬も助けている。組織に傷ができ出血すると、血小板は血液を凝固させ、失血を防ぐ。白血球は体内に侵入してきたバクテリアなどの外敵や異物を駆除する。白血球にはさらにいくつかの種類があり、各々異なる機能を分担している。

　図6－8に示すように、これらの血球はもともとは骨髄で生産されるたった1種類の細胞が変化してできる。全能性幹細胞はそれ自身では機能を持っていない。機能のないものから機能を持つものに変化することを分化と言う。ではどのように骨髄細胞で作られた1種類の細胞が赤血球にも、白血球にもまた血

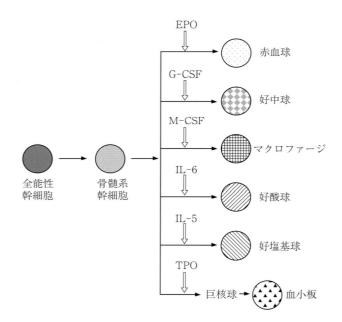

図6-8 血球の分化とサイトカインの働き

白の矢印で最終的に働くサイトカインを示した。EPOはエリスロポエチン、G-CSFは顆粒球コロニー刺激因子、M-CSFはマクロファージコロニー刺激因子、IL-6はインターロイキン6、IL-5はインターロイキン5そしてTPOはトロンボポエチンというサイトカインを示す。

小板にも分化できるのだろうか。この分化を体内で起こしているのが、サイトカインと呼ばれるタンパク質である。

　血球数の調節も生命活動に密接に関係しており、極めて微妙である。生物はそのような場合、その重要な過程を何段階かに分けてコントロールしている。もしコントロールが一段階であ

るすると「オン」と「オフ」しかなく、かなり粗っぽいコントロールになるので微妙な加減ができず、場合によっては生命が危険な状態になりかねない。実際は、分化の途中の過程が複数段階あるので、複数のサイトカインが存在する。同じサイトカインが異なる場所で働くこともある。簡単のために図6-8では分化の最終段階で働くサイトカインのみを示した。

　例えば赤血球について見ると、エリスロポエチン（EPO）というサイトカインが分化の最終段階で働き、赤血球ができあがる。また好中球では最終段階でG-CSFというサイトカインが働き、成熟した好中球になる。したがって、エリスロポエチンやG-CSFが十分に与えられないと、これらの血球は形成されず、それらの血球の果たす機能が不足することになる。体の中の状況を判断して、これらの血球の増産は臨機応変に行われる。G-CSFとはgranulocyte colony stimulating factorの頭文字をとったもので、日本語に訳せば顆粒球コロニー刺激因子となるが、長すぎるのでG-CSFと略されて使われることが多い。同一の細胞から、機能がまったく異なる細胞が作られる。正に効率的な生命の営みの巧みさに驚かされる。

　ここでは、好中球の成熟に関するG-CSFについて見ていきたい。好中球は感染が起こると真っ先に感染部位に駆けつけて、殺菌や貪食作用（体内に侵入した異物や病原体そしてがん細胞などを消化・分解する作用）を発揮して、私たちを感染から守ってくれる。ところが、がんの治療をする際に投与される抗がん薬は、この好中球を著しく減少させてしまう。この問題があると、がんを十分に叩くのに必要な量の抗がん薬を使うこともできない。また骨髄移植後には、この好中球を作る能力が著しく低下する。このような状況を放っておくと、免疫機能がひどく低下して、普通なら何でもない弱いバクテリアにまで感

染してしまう。こういう状態の患者にG-CSFを投与すると、好中球が十分に増加し、好中球減少によって引き起こされる問題が解決できることが確認された。このことは、G-CSFも医薬品として使える可能性を示している。

しかし、G-CSFは分子量が約2万のタンパク質であり、体内ではもともと非常に微量にしか作られていない。そこで遺伝子組み換えによる生産が検討された。インスリンと異なり、G-CSFは分子量が大きい。これを大腸菌に作らせても、きちんとしたタンパク質ができないのではないかと、1980年頃は懸念された。幸いなことに、遺伝子組み換え技術で大量に生産したG-CSFも、天然のものとまったく同様に好中球の分化および増殖作用を持っていることが確かめられた。骨髄移植やがん治療の強力な助っ人の登場であった。遺伝子組み換えG-CSFは天然型とまったく同じアミノ酸の配列をしているので、その性質は私たちの体が作るG-CSFのものと本質的に同一であり、私たちにとって異物にはならない。

この種のタンパク質は血球の分化の段階で必要に応じて放出されるもので、本来、長い間そこに留まって働くものではない。用が済めば速やかに分解されないと、かえって問題が起こる。しかし、この性質はG-CSFを薬として使う場合には不都合である。患者ががんと闘う間だけでも、好中球を増産し続けて欲しい。天然のG-CSFを使う限り、この要求を十分に満たすことはできない。

協和発酵工業（現協和キリン）東京研究所の研究グループは、大胆にもこのG-CSFを人工的に変えることによってこの問題をクリアできないかと考えた。遺伝子組み換えをさらに一歩進めたタンパク質工学を駆使すれば、実現可能である。タンパク質工学とは、天然のタンパク質中のアミノ酸をある目的を

持って意図的に別のアミノ酸に置き換えたり、化学的に変換したりして、タンパク質の性質を変える技術をいう。現在では、仕様書に従って物を作るように、設計図さえ与えられれば、自然界に存在しないまったく新しいタンパク質も私たちは作り出すことができる。タンパク質工学とは、タンパク質設計技術であるとも言える。

　100種類以上ものG-CSF分子が設計され、それらが実際に作り出された。生物は非常に長い時間をかけて進化してきた。タンパク質も突然変異を何度も受けながら、徐々に変化してきた。気の遠くなる長い年月を経て。しかし20世紀の終盤に私たちが手に入れたタンパク質工学という技術を使えば、この極めて冗長な時の試行錯誤を私たちの眼前で、しかも短時間に行うことができる。

　進化の過程で得たG-CSFと私たちが薬として欲しいG-CSFの目標とするところには、若干の差があるのだ。つまり、協和発酵工業の研究グループは実験室の中で、自然に起こる進化とは別のシナリオに従って、G-CSF分子の設計を行っていった。種々の検討を繰り返した結果、人工的にアミノ酸を変えたG-CSFの中で、天然型より血液中での持続性が著しく向上したタンパク質を見出すことに成功した。1987年のことである。図6－9に示すように、5個のアミノ酸を変えたタンパク質である。さらに、このタンパク質は好中球を増殖させる力も強いことが分かった。分子を改良して、自然の免疫力をさらにパワーアップさせたこの改良型のG-CSF（ナルトグラスチム）は、1994年に発売され、現在でも急性リンパ性白血病、悪性リンパ腫瘍、小細胞肺がんそして骨髄移植時に広く用いられている。分子設計に基づいて改良された医薬用タンパク質としては、国内で初めてのものである。

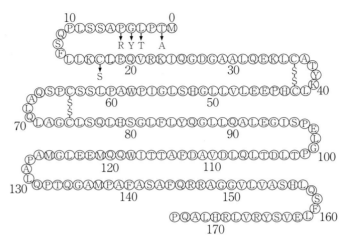

図6-9　G-CSFのアミノ酸配列

改良型において変換したアミノ酸を矢印の下に示す。0番めには
遺伝子組み換えの際に付加するメチオニンが示してある。

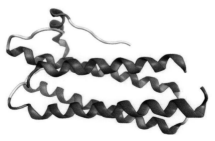

図6-10　ヒトG-CSFの立体構造

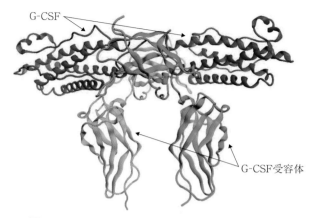

図6-11　G-CSF受容体に結合するG-CSF

　ヒトG-CSFの立体構造は、カリフォルニア大学のグループがX線解析により明らかにした。図6-10に示すように、G-CSFは4本のαヘリックスからなる構造を持っている。

　G-CSFは、好中球になる直前の細胞に働く。具体的には、その細胞の表面にはG-CSFに対する受容体タンパク質があり、その受容体にG-CSFが結合することが信号となり、好中球への分化が開始される。G-CSFは図1-4で示した第2のタイプに属する薬と言える。受容体タンパク質全体は、細胞の外から細胞膜を抜けて細胞内にわたる大きな分子であるが、G-CSFが結合する部分は細胞外にある部分である。細胞外の受容体部分にG-CSFがどのように作用するかは、2006年になって、日本の研究者たちにより、X線解析で明らかにされた。

　図6-11にその様子を示した。2分子の受容体に2分子のG-CSFが結合して、シグナルを伝達する。この図の下側にある受容体は、そのさらに下側で顆粒球の細胞膜に結合する。2分

251

子のG-CSFは受容体に横から結合する。

　G-CSFは確かに有用な医薬分子として広く用いられているが、問題がないわけではない。小ぶりながらもG-CSFはタンパク質であるので、その保存性や安定性にも問題がある。もちろんタンパク質なので、飲むと胃で分解されてしまうため、飲み薬にはできない。こうした問題を解決するために、タンパク質でない有機分子で受容体に働くことのできる分子を発見する試みがずっと続けられてきた。筆者らもその発見に挑戦した。残念ながら、現在までのところ、非タンパク質分子でG-CSFのような働きができる分子は発見されていない。

6-3　炎症を止める

6-3 _1　炎症の分子メカニズム

　難しい病気にならなくても、ちょっとした風邪を引いて、頭が痛い、熱っぽい、体がだるい、喉が少し腫れた、ということは日常的に起こることである。また肉体労働のし過ぎで、筋肉が痛いという場合もある。こういう症状のほとんどは、たいていは大事に至らないが、熱を下げ、腫れや痛みの症状を和らげると、治りが早いだけでなく、私たちはずっと気分良く仕事や勉強に向かうことができる。こうした症状は、私たちの体の局所的な炎症によることが多い。

　まず炎症が起こる分子メカニズムを、ここでは簡単に見てみたい。話は細胞膜から始まる。細胞膜は脂質二重膜からなっていることを、既に述べた。この脂質はリン原子を含むことから、リン脂質と呼ばれる。ホスホリパーゼA_2という酵素はすい臓から分泌され、脂質を消化する作用を持っているが、類似の化学構造を持つこのリン脂質にも作用して、消化してしまう

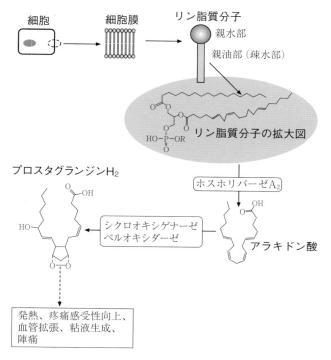

図6-12　プロスタグランジン生成の流れ

（図6-12）。タンパク質を消化するとアミノ酸に分解される
ように、このリン脂質が分解されると、アラキドン酸という物
質が遊離される。生体にはいろいろな酵素が存在していて、こ
のうちシクロオキシゲナーゼという酵素がアラキドン酸に働く
と、プロスタグランジンという分子に変化する。

　プロスタグランジンはよくPGと略される。PGは生体内で
さらに複雑に代謝されていろいろな分子を生じ、それらは多様

な生物学的な作用を示す。発熱させたり、痛みを感じやすくしたり、血管を拡張して毛細血管の浸透性を高めたり、胃液を分泌したり、陣痛を刺激したりと、本当に多種多様である。おおよそ炎症と呼ばれるもののほとんどである。PGが局所ホルモンといわれる所以がここにある。正に、私たちの生命活動を維持していく上で非常に大切な役割を果たしている一群の分子と言える。

さて、プロスタグランジンはもともと体の働きを調節する上で重要な役割をしているのだが、風邪のような症状になると、そうした作用（もともとは体の恒常性を維持するためのものであるが）が、かえって患者の重荷になってしまう。親切も時によっては「おせっかい」になり、受ける方が重荷に感じてしまうことと同じである。そこで患者が元気になって、「やる気」を起こして自力更正できるまでのちょっとの間、この作用を止めることが考えられる。いわゆる対症療法である。

生体内で、アラキドン酸からプロスタグランジンに変換する最初の段階は、プロスタグランジンH_2合成酵素（PGHS）というタンパク質によって行われる。このPGHSは２つの働きをすることができる。一つはシクロオキシゲナーゼ酵素の作用であり、もう一つはペルオキシダーゼ酵素の作用である。シクロオキシゲナーゼの働きは図６-12から分かるように、環構造を持っていないアラキドン酸と酸素分子から環状のプロスタグランジン（正確にはプロスタグランジンG_2）を作る作用である。プロスタグランジンG_2は途中でできるので、この図には示されていない。

一方、ペルオキシダーゼの一般的な働きは、生体内で生じた過酸化水素を水にもどす作用であるが、この場合プロスタグランジンG_2を還元してプロスタグランジンH_2にする作用である。

プロスタグランジンH_2はさらにプロスタグランジンE_2に変換し、さらに様々なプロスタグランジンに変化していく。その過程はかなり複雑であり、図6 - 12では点線で示してある。プロスタグランジンH_2以降に生成される様々なプロスタグランジンが、この図に示すような多様な炎症反応を引き起こすことになる。つまり、炎症が起こる初期のきっかけは、アラキドン酸ができることであり、プロスタグランジンH_2の生成が多くの炎症反応の元凶になっている、ということである。

プロスタグランジンH_2合成酵素は、現在ではその主たる働きを表すためにシクロオキシゲナーゼ（cyclooxygenase）、略してCOXと呼ばれることが多い。実は、COXには少なくともCOX-1とCOX-2という2種類があることが知られている。2つの酵素は基本的に同じ反応を行うが、アミノ酸の組成、臓器への分布そして生理的な作用の点で大きく異なる。

COX-1は恒常的に組織に存在して働いている。例えば胃においては、胃液の分泌を抑制し、代わりに粘液の分泌を促進している。胃潰瘍の立場からは、COX-1は胃の保護の役回りになっている。それに対して、COX-2の濃度は通常では低いが、炎症部位やがん細胞で濃度が高く、また刺激を受けるとその濃度が高くなる。つまり、炎症が起こるとCOX-2が増加する。しかし、COX-2を阻害して抗炎症作用を示す分子を作っても、その分子は同時にCOX-1も阻害してしまうことが多い。COX-1とCOX-2は似ているからである。

6-3 _2　アスピリンの働き

アスピリン（図6 - 13）は古い薬であるが、いまだに非常によく使われている。アスピリンは体内に入ると、サリチル酸に変化し、この分子が実際に解熱鎮痛効果を発揮する。

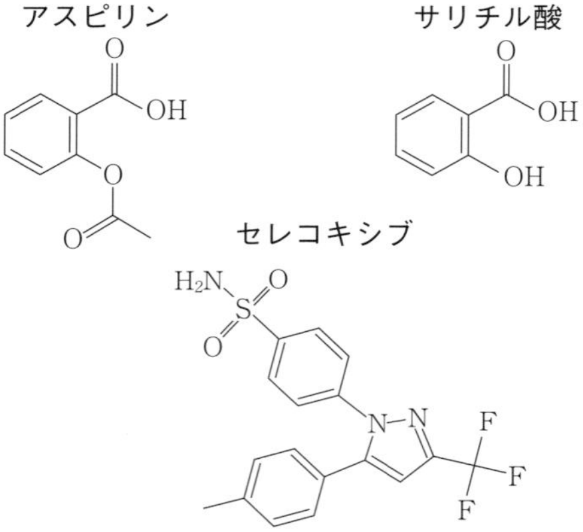

アスピリン　　　　サリチル酸

セレコキシブ

図6-13　アスピリンとセレコキシブの化学構造

　サリチル酸はヤナギの樹皮に含まれており、紀元前400年頃にギリシアの医師ヒポクラテス（Hippocrates）が、ヤナギの葉のお茶を陣痛の緩和のために処方したとされる。紀元前から延々と使い続けられて来た薬である。19世紀になって、ヤナギの樹皮にある解熱鎮痛成分がサリチル酸であることが突き止められ、19世紀末までは、関節痛の治療に使われた。しかし、サリチル酸自身は胃腸に強い刺激を与え、胃腸に出血を起こすこともあるので、最終的には飲み薬での投与ではなく、「いぼ」や「たこ」を取り除く時に局所的に使われるようになった。純粋な分子として取り出してしまうと、効き過ぎて使いにくくなるのは、漢方薬も同じようである。樹皮の中には種々の成分が入っていて、それらがサリチル酸の強い作用を緩和しているのだろう。

　19世紀末の1897年、ドイツ人化学者のホフマン（Felix Hoffmann）は、関節痛で苦しむ父親のためにサリチル酸の改

良を試み、アセチルサリチル酸を発見した。その2年後に、ドイツの製薬会社バイエルがアスピリンという商品名でこのアセチルサリチル酸の販売を始めた。

　現在世界中で年間に使用されるアスピリンの量は4万トンを超えると言われている。安価でよく効き、それほど強い副作用がないからである。正に医薬分子の定番、そして超ロングセラーと言える。日本人はアスピリンにそれほど強くないが、アメリカ人は強いようで、アメリカにおけるアスピリンの消費量は世界一である。年間200億錠も飲まれているという。いくらアスピリンの副作用が少ないと言っても、これだけ消費されると、かなりの副作用も顕在化する。アメリカの薬害の4分の1はアスピリンに起因するとも言われている。したがってアスピリンにまつわる逸話もたくさんある。

　アスピリンが実際に薬として効く場合には、サリチル酸という形になる。サリチル酸のむき出しのフェノール基（ベンゼン環に付いたOH基）がその胃腸障害の元凶であり、このOH基がむき出しにならないようにしてこの副作用を抑えたのがアスピリンである。アスピリン中のこのアセチル基は血液に入った後で、血液の中にあるエステラーゼという酵素で切られ、再びOH基になり、実際に働くことができるサリチル酸になると考えられてきた。

　インフルエンザのパンデミックとして知られるスペイン風邪の際、アスピリンは大活躍した。インフルエンザによる高熱を下げることができたからである。この高熱は、脳内のプロスタグランジンE_2の濃度が高くなることによる。アスピリンは前項で述べたCOX-2の働きを妨害することで、プロスタグランジンH_2の生成を抑え、ひいてはE_2の生成を減少させ、高熱を下げることができる。しかし、一方でアスピリンはCOX-1に

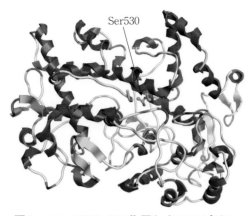

Ser530

図6-14　COX-2に作用したアスピリン

も作用する。COX-1は胃の保護をしている酵素なので、この
酵素を妨害すると胃腸障害が起こってしまう。

　さて、アスピリンは実際にどのようにCOX-2の働きを妨害
するのだろうか？　これほど長い間使われてきた薬にもかかわ
らず、この疑問に答えることのできる研究結果が出たのは
2016年である。COX-2とアスピリンを混ぜた溶液から析出し
た結晶に基づき、マルコブスキー（Michael G. Malkowski）
らによってX線解析が行われた。その結果を図6-14に示す。
実は、この図には、アスピリンはどこにもない。一方、図の中
央付近を見て欲しい。シアンで示したのは、COX-2の530番目
のセリン残基であり、しかもそのOH基にはアセチル基が付加
している。図6-15で説明しよう。アスピリンがCOX-2に結
合すると、そのアセチル基がはずれ、COX-2のセリン残基の
OH基に移動するのである。COX-2側から見ると、アスピリン
によって化学修飾を受けるということである。このセリン残基

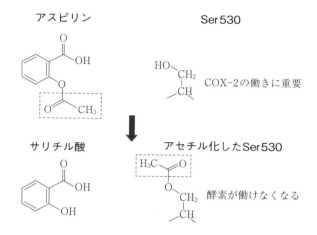

図6‐15　COX-2に結合するときのアスピリンの構造変化

はCOX-2の作用に重要なので、この残基が化学修飾されてしまう（変化してしまう）と、もはやCOX-2の働きはできなくなる。

　それでは、切れたサリチル酸はどこに行ってしまったのだろうか？　セリン残基にアセチル基が付くと、その部分の空間が狭くなるので、サリチル酸はもはやそこに結合できなくなったと考えることができる。それなら、サリチル酸自身をCOX-2に作用させたら、サリチル酸はCOX-2のどこに結合するのだろうか？　実際、X線解析したところ、図6‐16で示すように、サリチル酸はCOX-2の中央部分に結合することが分かった。この場所は、問題のセリン残基の近くだろうか？　図6‐17に図6‐14と図6‐16の構造を重ね合わせた構造の拡大図を示す。正に、サリチル酸はSer530付近に結合することが分かる。しかも、サリチル酸のOH基とSer530のアセチル基は

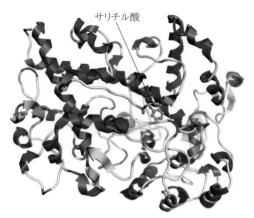

サリチル酸

図6-16　COX-2に結合したサリチル酸

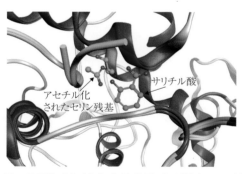

アセチル化
されたセリン残基

サリチル酸

**図6-17　COX-2に結合するサリチル酸とアスピリン
によってアセチル化されたセリン残基**

両者が共に存在すると衝突してしまうので、アセチル化された
COX-2にはサリチル酸は結合できない。

近接するために、いったんSer530がアセチル化されると、この位置にはサリチル酸は結合できないことも示している。すなわち、結晶化をする過程で、アスピリンはSer530のOH基をアセチル化し、切れて残ったサリチル酸はCOX-2の外側に押しやられたことを意味する。

このようにアスピリンは、COX-2のセリン残基にアセチル基を共有結合させて、その阻害活性を示すことが示された。しかし、読者の中には、「何かおかしくない？」と感じる人も少なくないだろう。もともとはアスピリンではなくサリチル酸が使われていたはずであり、この話だとサリチル酸はCOX-2には作用しないことになってしまう。マルコブスキーらや他の実験者による結果は、アスピリンとサリチル酸によるCOX-2阻害の様式は異なるということを示す。すなわち、図6‐16に示すように、サリチル酸として投与される場合には、COX-2の活性部位に結合して酵素活性を阻害し、アスピリンとして投与される場合は、COX-2の活性部位が化学的に修飾されて酵素活性が阻害されるのである。副作用を軽減するためのプロドラッグとして開発されたアスピリンは、副作用軽減に役に立つだけでなく、元になったサリチル酸とは異なる作用メカニズムでCOX-2に効いているのである。たかがアスピリン、されどアスピリン、である。

炎症を止める薬の一群にステロイド類がある。ステロイド類は非常に効き目の良い抗炎症薬になるが、副作用も強い。ステロイド類とは異なる分子構造を持ち、作用も異なる抗炎症薬の一群を非ステロイド系抗炎症薬と言う。非ステロイド系抗炎症薬はその英語名であるnon-steroidal anti-inflammatory drugの頭文字を取ってNSAIDと呼ばれる。アスピリンはNSAIDの代表的な薬である。

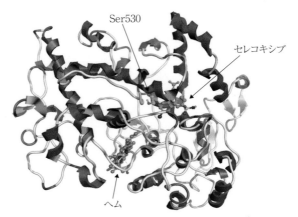

図6-18　COX-2に作用するセレコキシブ

　アスピリンはCOX-2に結合するが、COX-1にも結合してしまい、その結果、胃腸障害の深刻な副作用を示すことになる。そこで、COX-1には作用せず、COX-2に選択的に作用する分子の探索が行われてきた。その結果開発されたのが、セレコキシブ（図6-13）というNSAIDである。アメリカでは1999年に使用が許可されたが、日本では2007年から販売が開始になった。関節リウマチや変形性関節症に用いられている。

　セレコキシブがCOX-2に作用している様子は図6-18に示すように、X線解析で明らかにされている。COX-2でNSAIDが結合できる空間の方がCOX-1における空間よりいくぶん広く、それに適合するように作られたセレコキシブは、アスピリンに比べて大きなサイズの分子である。セレコキシブは、Ser530とは共有結合しないので、仮にCOX-1に相互作用しても、その強さがずっと小さいことも容易に想像できる。アスピリンのCOX-2に対する特異性（特異的相互作用のしやすさ）

はCOX-1に対する特異性より0.006倍とかなり低いが、セレコキシブでは約30倍に上がっている。標的分子の結合部位の構造の差を注意深く考慮に入れて分子を上手に設計すれば、高い選択性を持たせた（つまり副作用のない）医薬分子が創製できる良い見本の一つである。

　私たちが薬を飲んだ後、分子の世界では、アスピリンのような小さな分子が生体の恒常性を保つ巨大な分子に果敢にも働きかけ、さらにその分子の何億倍も大きい私たちの体の熱を下げ、痛みを抑え、そして炎症を止めてくれているのである。

6-4　胃潰瘍の薬

　薬が相互作用している生体高分子の立体構造がX線解析されれば、これまで見てきたように、その薬の働きを非常に正確に知ることができるし、また新薬の開発にもつながる。生命科学とX線結晶学の進歩により、生命現象に関係する生体高分子の構造は次々と明らかにされてきている。しかし、そうした生体高分子の中には、X線解析のために単離そして結晶化することが非常に困難なものも少なくない。特に細胞膜に結合した受容体をそのままの形で取り出すことは、現在でも容易ではない。

　残念ながら、作用する相手の分子の立体構造がよく分かっていない薬の方がむしろ多いのが現状である。カルボキシペプチダーゼAからアンジオテンシン変換酵素の働きを想像したように、様々な化学構造を持った薬を作り、それらがどのように効くかを注意深く調べると、薬が作用する相手の生体高分子の様子が次第に見えてくる。系統的に探査すれば、たとえ相手が直接的に見えなくても、相手の正体をある程度推定することができる。

　薬の開発の現場では、薬の効く相手の生体高分子、つまり標

的分子の構造が全部きちんと分かるまでは開発がまったく始まらないのでは困る。患者にとってはなおさら困る。そういう場合、開発の現場ではとりあえず「何らかの指針」に基づき実際に多くの分子を作り、それらの分子の効き方から相手の分子を推定し、その推定に基づきさらに新しい分子を考えるという作業を、最適な薬が見つかるまで繰り返すことになる。「何らかの指針」は他社の先行医薬分子であったり、ただの当てずっぽうであったり、標的分子に関するわずかな情報であったり、と様々である。

その過程で、今まで未知だった標的分子の顔が次第に明らかになっていくが、途中で謎解きあり、どんでん返しありで、並の推理小説以上のスリルを伴う。あらかじめプログラムされたゲームなど比較にならないほどの迫力である。何しろ主人公は自分たちであるのだから。どの研究開発でもそうだが、このスリルがたまらず研究の世界からなかなか抜け出せない人は少なくない。

プロの研究者にはおそらくプロのギャンブラーに似た要素が多分にある（いや、なければならない）。研究の場合は当然のことながら、途中までは非常に理詰めでいくが、最終の場面（つまり賭けるか降りるかを決める場面）ではやはり才能というか、勘がものをいう。勘と度胸が大切という点でもギャンブラーと研究者はよく似ている。

6-4 _1 執念のH$_2$ブロッカー探し

ここでは胃潰瘍を治すための抗潰瘍薬を例にとり、研究の過程で抗潰瘍薬の効く相手である標的分子（受容体）を推定しながら最適な薬を発見していった有名な一つの例を見てみよう。時代は半世紀以上遡る。1960年代のはじめである。

　胃潰瘍の多くは消化性の潰瘍である。粘膜が侵食されている状態が潰瘍であり、消化性の潰瘍とは自分で自分自身の胃を消化した結果できる潰瘍を意味する。当時、消化性の潰瘍がどのような仕組みで生じるか詳しくは分かっていなかったが、胃液がいったんできた潰瘍をさらに悪くさせ、回復を遅らせることは事実であった。そこで、胃潰瘍を治すにはとりあえず過剰な胃液の影響を軽減することが必要になり、もっぱら胃液を中和する薬が用いられた。しかし、使われる中和剤の量が多くなると副作用も強くなるという問題点があった。症状が悪化すると、胃の切除というのも一般的であった。

　胃壁の細胞には自律神経が分布している。この自律神経が刺激されると、神経の中で情報（刺激）を伝える役目を果たすアセチルコリンという分子が遊離される。アセチルコリンは胃壁の細胞上にあるコリン受容体というタンパク質に働き、胃液の分泌を引き起こす。自律神経は食べ物を見たり、その匂いを感じたりあるいは考えたりすることでも刺激されるので、実際に食べ物がなくても胃液は分泌される。梅干しを思い出すだけで唾が出ることが、それである。

　自律神経の刺激はまたガストリンというホルモンの血液中への分泌も促す。このホルモンは血液の中を流れて胃壁細胞に行き、やはり胃液の分泌を促進する。したがって、胃液の分泌を抑えるには、アセチルコリンとその受容体タンパク質の結合、そしてガストリンとその受容体タンパク質の結合を妨害してやればよいことになる。それが1960年代当時の最新のものの考え方であった。

　アセチルコリンとその受容体の相互作用を妨害する分子は抗コリン作動薬として知られているが、この薬を使うと体内にある他のアセチルコリン受容体にも働き、それらの作用も狂わせ

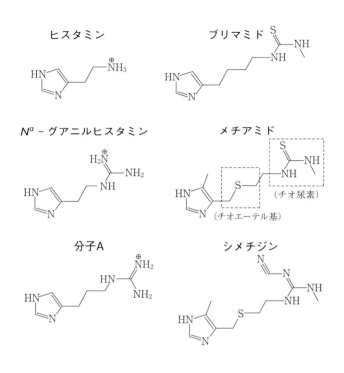

図6-19　ヒスタミンからシメチジンへ

てしまうので副作用が出てしまう。薬の副作用の大部分は、このように本来効いて欲しくないところにも薬が働いてしまうことにより起こる。逆に言えば、生体内の反応というのは意外に単純で、同じ駒を使っていろいろとやりくりをしているとも言える。アセチルコリン受容体が攻められないとすると、ガストリンを抑えるしかない。しかし、これもあまり具合がよくないことがわかった。他に手はないのだろうか。

　胃酸分泌について、当時もう一つだけ知られていたことがあった。自律神経とは直接関係ないが、アレルギー反応のもとになるオータコイドの一種であるヒスタミン（図6‑19）も胃液の分泌を刺激するらしいということである。オータコイドとは、何らかの異常（例えば炎症）が起こった時に、その異常に対処するように動員される（分泌される）分子である。ヒスタミンはもともとは局所的な異常（外傷とか感染などによる）を解消するために分泌されるものであり、私たちを守る防御システムの一員である。

　ヒスタミンは白血球の一つである好塩基球や組織肥満細胞などに貯蔵されており、刺激によって血液中に放出される。したがって、このヒスタミンの働きを妨害すれば胃液の分泌も抑えられるかもしれない。

　しかし、ここでまたまた問題が起こる。ヒスタミンは一方で炎症を引き起こす作用も持っており、胃液を分泌する作用とあまりにも違う。炎症を起こす受容体の働きを止めてやっても、胃液の分泌は抑えられない。実際にヒスタミンの作用を抑えて炎症を止めることのできる薬（抗ヒスタミン薬）を投与しても胃潰瘍はちっともよくならなかった。仮に胃液の分泌を抑えられる薬ができても、その薬は炎症を止める働きも持ってしまう。炎症は重大な病気に対する警鐘であり、それを止めてしまうのは大きな副作用以外の何物でもない。どうもうまくいかない。

　胃液の分泌を抑えることを、ヒスタミンを念頭において考えることは困難であることが分かった。この段階で、大方の研究者および製薬会社はヒスタミンから離れていった。そうした中で、ヒスタミンから離れずに、むしろ頑固にこだわった研究者たちがいた。アメリカのスミスクライン＆フレンチ（現在のイ

ギリス、グラクソ・スミスクライン）の研究所の研究者たちであった。彼らは、ヒスタミンのこの2つの作用は、ヒスタミンが作用する受容体タンパク質が異なるためではないかという大胆な仮説を立てた。

つまり、胃酸を分泌する作用を引き起こす受容体は、炎症を引き起こす受容体と異なるのではないか、という想像である。非常に簡単な化学構造をしたヒスタミン分子が2つの受容体によってはっきり区別されるという考えには、少なからず学界からも反発が出た。官尊民卑ではないが、アカデミアにいる学者が企業の研究者を下に見る風潮は今でも変わらない。この単純な分子を異なるものとして認識するメカニズムが、本当にあるのだろうか。ヒスタミンの受容体のX線構造はおろか、その受容体の存在も実験的に明らかにされていない段階でのこの仮説への反発は当然である。ましてや、その時点ではどの抗ヒスタミン薬も胃液の分泌を抑える作用はまったく持っていなかった。そのような仮説を出した手前、彼らは、炎症には効かず、胃液の分泌を抑える薬を是が非でも発見しなくてはならない。

スミスクライン＆フレンチの研究者は、まず非常に基礎的なことから手を付けはじめた。1964年のことである。これまで見てきたタンパク質や核酸と薬との相互作用から分かるように、そうした標的分子と薬は、簡単に言えばお互いに凹凸の関係になっており、薬の分子は標的分子と相互作用しやすい形を取っている。だからX線解析で立体構造が分かると、薬の作用の詳しい分子メカニズムが理解できるので、新しい医薬分子を設計する上で非常に具合がよいわけである。このように考えると、胃液の分泌を引き起こす受容体の形を凹とすればヒスタミンの形は凸になっているはずである。このような関係を相補的な関係と言う。いま考えるべきことは、受容体を鋳型に見立て

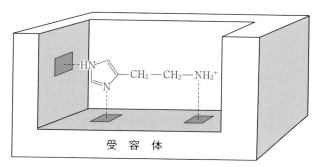

図6-20　胃液分泌を引き起こす受容体の仮想的な構造とその作用を刺激するヒスタミン分子

れば、その鋳型にもっともよくはまり込む分子の形を見つければよいということになる。

　もちろん、その分子はヒスタミンによく似ているはずである。スミスクライン＆フレンチの研究者はヒスタミンをいろいろと化学的に変化させた分子を作り、それらが胃液の分泌にどのように影響するかを丹念に調べた。その結果、胃液分泌を引き起こす受容体の様子とそれに結合する分子に必要な共通の特徴は、図6-20のようであるに違いないことが、浮かび上がってきた。

　胃液の分泌を抑える働きを持つ分子に共通なことは、窒素原子を2個含む5員性の環に炭素原子2個を介してNH_3^+が結合していることである。受容体の構造の特徴は当然この分子と相補的であるので、5員環の2個の窒素原子と水素結合をし、アンモニウム基（$-NH_3^+$）と水素結合またはイオン結合（静電相互作用）する部分を持つことである。

　さて、ただ単にこの受容体にこのように結合する分子は、当たり前のことだが、ヒスタミンと同じ働きをしてしまう。それ

では胃潰瘍がさらに悪くなってしまう。この受容体にしっかり結合してしまって、この受容体が働かなくなるようにしなければならない。前者のように生体由来の分子（この場合ヒスタミン）と類似のもので、生体の反応と同じ反応を引き起こす分子をアゴニストと呼ぶ。これに対して、受容体と結合する場所がアゴニストと類似するが、強く結合するために二度と受容体が働けなくするような分子をアンタゴニストと呼ぶ。日本語ではアゴニストを作用（作動）薬、アンタゴニストを拮抗薬と言う。

　アンタゴニストを作る一番簡単な方法は、薬と受容体が結合できる場所を、ヒスタミンの場合より余分に設定してやることである。余分な結合ができると、当然のことながら受容体への結合は強くなる。受容体は巨大なタンパク質であるはずなので、ヒスタミンが結合する近くにあるアミノ酸の中には、反応性の高いものがあるに違いないと考えた。その推測にそっていろいろな分子を合成した。

　その結果、N^α - グアニルヒスタミン（図6 - 19）という分子が非常に弱いながらアゴニストの働きを示した。この分子はヒスタミンとは少し異なる仕方で胃酸分泌の受容体と結合するので、受容体は弱くしか刺激されず、胃酸の分泌も少なくなると考えられた。つまり、この分子が受容体に結合している限り、ヒスタミンはこの受容体に結合できず、受容体が完全に刺激されることもないと考えるのである。このことを図6 - 21で考えてみよう。

　もし受容体上に、アンタゴニストが結合できる位置とアゴニストが結合できる位置があるとするなら、N^α - グアニルヒスタミンの場合、どちらにも中途半端に結合できると考えると説明がつく。実際、N^α - グアニルヒスタミンは弱いアンタゴニ

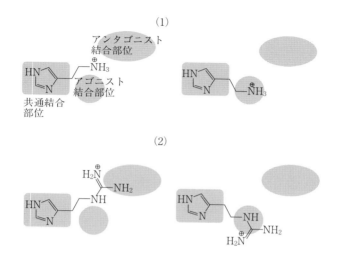

図6-21　仮想的なアゴニスト結合部位とアンタゴニスト結合部位

(1) ヒスタミンと受容体の結合。アゴニスト結合部位にはぴったりくるが、アンタゴニスト結合部位には届かない。
(2) N^a-グアニルヒスタミンと受容体の結合。アゴニスト結合部位にも、アンタゴニスト結合部位にも中途半端に結合する。

スト活性も示した。またヒスタミンの場合には、アゴニスト活性を示す位置には最もよくフィットするが、アンタゴニスト活性を示す所にはいま一つ届かないと考えることができる。だんだん想像をたくましくしてきたが、科学者はこれを実験で証明しなければならない。

　もし図6-21での予想が正しければ、分子をもう少し伸ばして、アンタゴニスト活性に関係する位置まで、末端のプラス

の電荷を帯びた部分が届くようにしてやればよい。スミスクライン＆フレンチの研究者たちは、C原子を1個加え、分子の鎖の長さを少し伸ばした分子A（図6‐19）を合成した。驚くべきことにこの予想は当たり、アンタゴニストの活性が顕著に上昇した。

　さて、彼らが求める薬には胃液の分泌を促進してしまうアゴニストの活性があってはならない。ヒスタミンのNH_3^+に基づきグアニジノ基を思い付いたわけであるが、アゴニストにはプラスの電荷が必要であるにしても、アンタゴニストには必要なのだろうか。もし受容体のアンタゴニスト結合位置にあるアミノ酸残基が単に水素結合に関与しているなら、プラスの電荷を帯びている必要もなく、かえってこの付近にプラスの電荷を帯びたアミノ酸残基があれば、アンタゴニスト活性には不利になることも考えられる。

「物は試し」である。イオン結合（静電相互作用）の場合は比較的遠くても引き合うが、水素結合だとかなり近い所まで持ってこないと、うまく結合できない。したがって水素結合でアンタゴニスト活性部位に結合するためには、もう少し分子を伸ばさなくてはならない。そこでスミスクライン＆フレンチの研究者たちはブリマミド（図6‐19）を作った。ブリマミドには、もはやプラスの電荷を帯びた原子はない。

　この分子のアンタゴニスト活性は、見事に上昇した。N^α‐グアニルヒスタミンの100倍もの強さでアンタゴニスト活性を発揮したのだ。この分子が出現するに至って、これまで仮想的に考えてきた胃液分泌の引き金になる受容体の存在が、にわかに現実的になってきた。

　私たち患者にとって最も嬉しい（？）薬は、家庭で服用できる飲み薬である。注射は痛いし、家庭で手軽にできるというわ

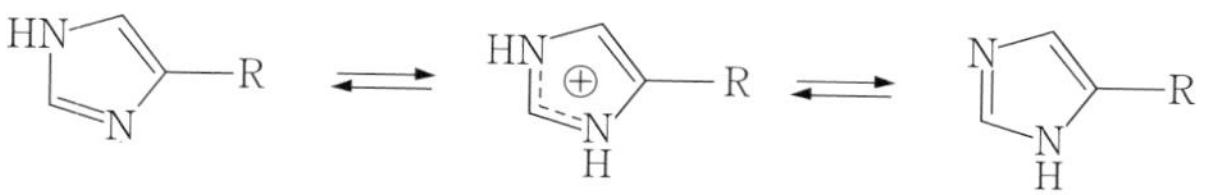

**図6-22 イミダゾール環が水溶液中で取ることのでき
る化学構造**

けにはいかない。点滴も同様である。ブリマミドは見事な薬で
あるが、経口投与（内服）するとアンタゴニスト活性が非常に
低くなってしまった。つまり効かないのである。

イミダゾール環は生理的な状況では、図6-22のようにⅠ
とⅢの2つの構造がプラスの電荷を帯びた状態を経由して平衡
になっている。つまり、通常の体の中の環境では、ⅠとⅡとⅢ
が混じりあった構造を取っている。もしこのうちのどれかが受
容体と結合する上で重要であるなら、その構造になるように固
定してやればよい。ヒスタミンではⅠの構造を優先的に取る。

これに対してブリマミドでは、Ⅱのようなイオン化した構造
も取りやすくなっている。経口で吸収されるためには、イオン
の状態は不利になる。イミダゾール環のイオン化の状態を制御
するには、適切な置換基を環に入れればよく、そのための基礎
知識は有機化学で既に十分研究されている。そこでⅠの構造に
固定する目的でメチアミド（図6-19）を作った。チオエー
テル基（$-CH_2-S-CH_2-$）の硫黄原子はイミダゾール環から
電子を吸い上げることにより、Ⅱの寄与を下げ、メチル基はⅠ
の構造に固定するために働く。計算どおり、メチアミドはその
ほとんどがⅠ型を取ることができた。理論どおりにことは運ん

だ。

　メチアミドはブリマミドより、経口投与で10倍以上も効いた。確かに効いたが、今度は多くの患者で腎障害と白血球減少を示してしまった。医薬品の開発にいつでも付きまとう「諸刃の剣」、活性と毒性の問題である。ある種の化学構造は毒性に関係しているが、残念ながらその関係の全てが理解されているわけではない。

　スミスクライン＆フレンチの研究者たちは、ここでこの構造をもう一度見直した。その結果、チオ尿素（右端の部分化学構造）の構造はあまり生物体内の物質には見られないことに気が付いた。そこで、この化学構造と類似しているもっと生体になじむ化学構造はないか、探索した。いくつか試した結果、最終的にグアニジン骨格を含み、1つの窒素原子にシアノ基が結合した図6-19のいちばん右下の分子が、経口投与において最も高い活性を示すことが見出された。

　現在この分子はシメチジンの名前で実際に胃潰瘍や十二指腸潰瘍の薬として広く使われて、多くの患者が救われている。それまでは外科的に切除されていたたくさんの胃が、シメチジンのおかげで切除されないようになった。極めて売上額の高い医薬品のことをブロックバスター・ドラッグ（超ヒット医薬品）と言うが、シメチジンは初のブロックバスターとなった。1980年代に、年間の売り上げが10億ドルを突破した。シメチジンはスミスクライン＆フレンチの研究者たちの自説に対する強い信念とねばり強い研究によって作られた薬である。シメチジンの開発を巡るサクセス・ストーリーは、医薬品の研究開発に携わる多くの人々を勇気づけた。かく言う筆者も紛れもなくその一人であった。

　さて、シメチジンは大成功であったが、本当にシメチジンが

効く標的分子である受容体は存在するのだろうか？　その後の研究で、ヒスタミンの受容体には少なくとも4種類あることが分かっている。4種類の受容体はH_1からH_4の名前で呼ばれている。難しく言うと、いずれもGタンパク質共役型の受容体である。その中の2番目の受容体H_2が胃酸分泌に関与している。H_2受容体を阻害して胃液分泌を制御することから、シメチジンのような薬をH_2ブロッカーと言う。

　大ベストセラーになったシメチジンなどのH_2ブロッカーは、現在では薬局で処方箋なしで購入することができる。残念ながらH_2受容体の構造はまだX線解析されていない。したがって、シメチジンがどのように受容体と結合してアンタゴニストの活性を示しているのか、その様子はまだ推測の域を出ていない。もちろん、以上述べてきた様式以外の結合の仕方も否定できない。これらの問題をすっきりさせ、さらに優れた抗潰瘍薬を探すためにも、受容体の立体構造解析が待たれる。

6-4 _2　胃液を元から絶つ　プロトン・ポンプ阻害薬

　先に述べたH_2ブロッカーは大成功であったが、今や胃潰瘍治療薬の第一選択はプロトン・ポンプ阻害薬である。その分子レベルでの働きを簡単に見てみよう。

　胃液は胃壁の表面にある壁細胞（図6-23）から分泌される。この細胞には既に述べたように胃液の分泌につながるいくつかの受容体がある。これらの受容体にヒスタミンのような低分子が働き、胃液分泌を起こすが、最終的に胃酸の元であるプロトン（H^+）を胃の中に放出するのは、この細胞にあるプロトン・ポンプというタンパク質である。プロトン・ポンプはより正確にはH^+/K^+ - ATPaseと呼ばれる。

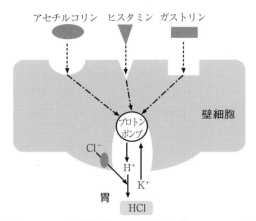

アセチルコリン　ヒスタミン　ガストリン

壁細胞

プロトン
ポンプ

Cl^-

H^+

K^+

胃

HCl

図6‑23　胃壁細胞での胃酸生成のメカニズム

　胃の中は既に酸性なので、プロトン（H^+）が高濃度に存在する。一方、高濃度のH^+は細胞にとっては毒であるので、壁細胞の中のH^+の濃度は通常の細胞とあまり変わらない。壁細胞は濃度の低いH^+を無理やりH^+濃度が高い環境に押しやらなくてはいけない。壁細胞中のH^+の濃度は胃内の濃度の100万分の1しかない。低い所にある水を高い所に運ぶにはエネルギーが必要であり、私たちはポンプを使ってくみ上げる。この作業をするのが、プロトン・ポンプである。当然エネルギーが必要であり、ATPを分解してそのエネルギーを補給することになる。プロトン・ポンプはH^+を胃内に送り込むと同時にK^+イオンを胃内部から壁細胞に取り込むので、H^+/K^+‑ATPaseの名前が付いている。

　つまり、いろいろな場所からの指令は壁細胞にくるが、最終的に胃酸を出すか出さないかは、プロトン・ポンプが決めている。どんなに上司が偉そうにしても、現場が動かなければ、何

CMN131　　　　　　　　　　オメプラゾール

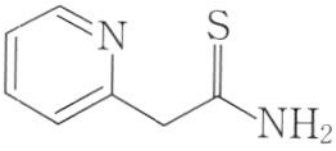

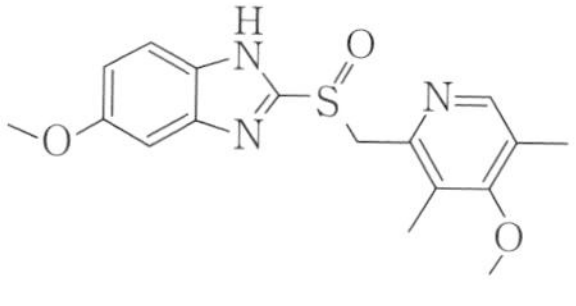

図6-24　プロトン・ポンプに働きかける分子

も仕事が進まないのと同じである。それならこのプロトン・ポンプを直接止める薬を作ればよいではないか、ということになる。そのきっかけは思わぬところから始まった。

　1970年代、スウェーデンの製薬会社アストラヘスレ（現在のアストラゼネカ）の研究者は抗ウイルス薬の開発を行っていた。その過程で得られた分子のうち、CMN131のコード名を持った分子（図6-24）が胃酸の分泌を抑えることを偶然に発見したのだ。この分子には肝毒性があり、そのままで胃潰瘍の薬にすることはできなかった。

　当時はまだプロトン・ポンプの詳細もよく分かっていなかった。抗ウイルス薬に比較して、抗胃潰瘍薬のマーケットは比較にならないくらい大きい（より大きな売り上げが望める）。アストラヘスレの研究者らは、CMN131の改良に専念することになり、紆余曲折を経て、オメプラゾール（図6-24）を作り出すことに成功した。この薬は1987年に販売が開始され、大ヒットになった。ちなみに2000年における売り上げは62億ドルであった。文句なしのブロックバスターと言える。

　オメプラゾールは非常に興味深い挙動を取る。この薬は経口

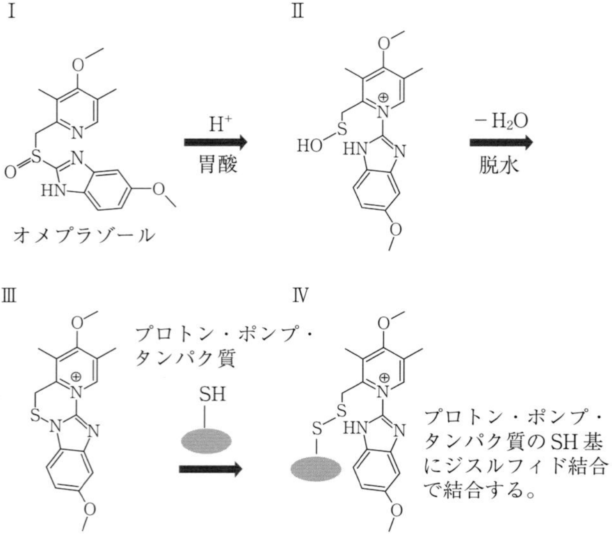

Ⅰ   Ⅱ

オメプラゾール

Ⅲ   Ⅳ

H$^+$
胃酸

$-H_2O$
脱水

プロトン・ポンプ・
タンパク質

SH

プロトン・ポンプ・
タンパク質のSH基
にジスルフィド結合
で結合する。

図6-25　オメプラゾールの華麗な変身

で投与されるが、中性に近い水溶液中では安定で、プロトン・
ポンプをまったく阻害しない。しかし、腸管から吸収され、血
流で胃に運ばれると、分子は見事に変身する。その様子を図6
-25に示す。

　オメプラゾールは酸性になると、H$^+$が反応して、上にある
6員環（ピリジン環）を動かして、Ⅱの分子になる。Ⅱから水
分子が抜けて、4つ目の環が分子内にできる。しかし、ここに
できたN-S結合は安定ではない。つまり反応性が高い。プロ
トン・ポンプのタンパク質には遊離のSH基がある。もちろん
システイン残基のSHである。このSH基に近づくと、ⅢのN-
S結合は迷わず切れて、このS原子にプロトン・ポンプ・タン

パク質のSH基が反応する。すなわち、最終的にⅣのようにオメプラゾールはプロトン・ポンプにジスルフィド結合で共有結合してしまう。

　こうなると、もはやプロトン・ポンプは働くことができないので、どんなに命令されても胃酸は作られなくなる。今までプロドラッグの話は何度かしてきたが、オメプラゾールは変装して騙すというより、その場で大きく艶やかに変身する意味で、プロドラッグの中でも別格的な存在と言える。

　オメプラゾールのような作用を持つ薬はプロトン・ポンプ阻害剤（proton-pump inhibitor）、英文字の頭をとってPPIと呼ばれる。PPIは現在胃潰瘍の第一選択（治療でまず最初に使う薬）になっているが、その主な理由は上に述べた分子レベルでの作用の仕方にある。PPIが優れている理由を改めて見てみると、

・プロトン・ポンプという壁細胞にしかないタンパク質に働く
・胃のようにpHが低い臓器はほかにない
・酸性下ではじめて活性のある分子になり、他の状況では活性分子は生じない
・活性化されると直ちにその場にいる標的分子を攻撃する
・中性条件ではまったく活性を持たない

というものである。薬に求められる理想の条件をPPIは備えていると言える。オメプラゾールは胃潰瘍、十二指腸潰瘍そして胃・食道逆流症の治療に現在も広く使われている。オメプラゾールの華麗な変身のおかげで多くの患者が救われている。

第 7 章

脳や精神の病気の治療

脳や精神の活動に異変をきたす病気にはいろいろあるが、それらの治療は多くの場合、簡単ではない。その理由の一つが、それらの病気の発症メカニズムの複雑さにある。これまで述べてきたような、病気の元凶になる標的分子を特定し、それを制御すればよいという図式が現状ではなかなか成立しないからである。理屈が分からないので作れないものは少なくないが、薬ばかりはそうも言っていられない。少しでも症状が改善され、QOLを向上することが望まれる。これらの難しい病気の領域でも、科学者は果敢に難問に挑戦している。この章では、そうした努力の結果見出された薬の一部について紹介する。

7-1　アルツハイマー型認知症

　医療の発達や食料事情の改善などで、感染症等の病気による死亡者数が少なくなったために、認知症の患者数は年々増加している。現在、既に世界中で5000万人が認知症になっており、このままで行くと、2050年には世界中で1億3000万人が認知症になるという推計もある。

　認知症は基本的に老化現象の一つであると考えられているが、病的な認知症もあり、その中でも最もよく知られているのが、アルツハイマー型認知症である。1906年にドイツの医師アルツハイマー（Aloysius Alzheimer）によって発見された当初から、この病気は神経細胞の変性によるという証拠があった。現在では、それがβ-アミロイド・タンパク質やタウと呼ばれるタンパク質であると特定され、それらのタンパク質を標的と考えた創薬研究が進んできた。しかし残念ながら、この病気の根本原因を攻める創薬にはまだ成功していない。

　1つのβ-アミロイドはβストランド構造を取り、図7-1に示すように、複数のβ-アミロイドが集合して、繊維状にな

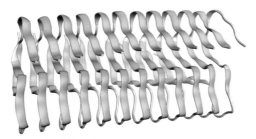

図7-1　繊維状に集合したβ-アミロイドの一部

る。この構造は固体NMR法で求められたものである。この方法は、結晶化が困難で、かつ水に溶けない生体高分子の立体構造を知る上で有用である。X線解析ほど原子位置は精密に決められないが、分子の集合の様子を十分正確に捉えることができる。神経細胞中に形成されたこのような繊維状のβ-アミロイド集合体がアルツハイマー病の原因の一つと考えられている。

　2019年3月、多くのアルツハイマー病患者が期待していたアデュカヌマブの治験が中止された。アデュカヌマブは凝集したβ-アミロイドを標的とする抗体で、この薬によりアルツハイマー病患者のβ-アミロイド集合体を減少させることができるとされていた。中止の主な理由は、有効性が確認できなかったことである。開発会社からメディア向けに出された発表の中に、「この残念なお知らせにより、アルツハイマー病の複雑さ、および神経科学に関する知見の進展の必要性を再認識しました」という一文があった。治験に参加した患者そして家族を含めた多くの人々の落胆ぶりが窺われる。

　したがって、現状ではアルツハイマー病の治療薬はない。しかし、アルツハイマー病の症状を緩和し、進行を抑制するとされる薬がいくつかあり、それらが現実的には治療に用いられて

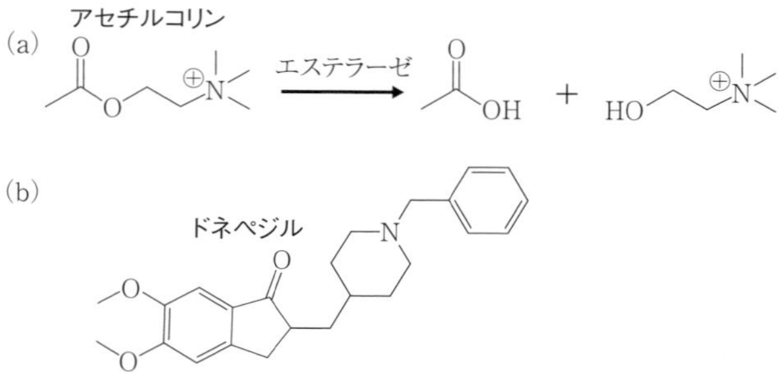

アセチルコリン
(a)

エステラーゼ

(b)
ドネペジル

図7-2　アセチルコリンとドネペジル

いる。残念ながら、いずれの薬も十分満足な効果を持っている
とは言い難い。

　そうした薬の一つとして有名な薬がドネペジルである。アル
ツハイマー病では β -アミロイド等の影響で脳内のニューロン
の数が減少する。それに伴い、脳内で情報を伝達する分子の量
が減る。伝達される情報量が少なくなれば、認知症の症状が出
ても不思議ではない。

　情報を伝達する分子の一つに図7-2（a）に示すアセチル
コリンがある。このような情報伝達分子は、情報伝達時にのみ
あればよく、無用に長い時間存在すると、かえって有害であ
る。そこで生体内では通常、情報伝達分子の寿命は長くない。
実際、アセチルコリンはアセチルコリン・エステラーゼという
酵素により分解される。しかし、アルツハイマー病ではアセチ
ルコリンの量が元々少ないので、十分に情報が伝達される前に
分解されると、その役目が果たせない。弱い情報をある程度の
時間活用できるようにするにはアセチルコリン・エステラーゼ
の働きを阻害すればよい。

　このような作用を持たせた薬がドネペジルである（図7-2

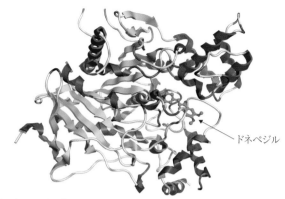

ドネペジル

**図7−3　アセチルコリン・エステラーゼを阻害するドネ
ペジル**

（b））。図7−3にドネペジルがアセチルコリン・エステラー
ゼを阻害する様子を示す。X線解析で得られた立体構造であ
る。この酵素は大きな1枚のβシートの両側と上部を複数のα
ヘリックスが取り囲む構造を取っており、分子の中央に大きな
空洞ができる。そこにドネペジルは結合し、アセチルコリンが
加水分解されることを妨害する。興味深いことに、エステラー
ゼの基質が結合する位置（活性部位）からは離れたところにド
ネペジルは結合する。つまりドネペジルは基質類似体としてエ
ステラーゼを阻害しているのではない。

7-2　パーキンソン病の治療薬

　椅子に座って手を膝に静かに置いている時などに手にふるえ
（振戦）が起こる場合、パーキンソン病である可能性がある。
これ以外の症状として、筋肉が持続的に強くこわばる筋固縮、
動作が鈍くなる動作緩慢そして姿勢保持障害がある。60歳以

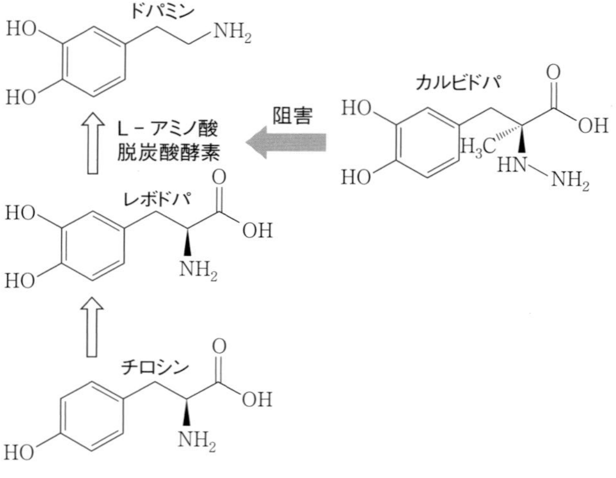

図7-4 ドパミン、レボドパそしてカルビドパの構造

上では100人に1人程度の頻度で発症する病気で、原因がよく分かっていない。脳内の情報伝達に重要な役割を果たす分子にドパミン（図7-4）がある。パーキンソン病の患者では、中脳の黒質ドパミン神経細胞が減少するため、脳内がドパミン不足になり、先の症状が起きると理解されている。ドパミン神経細胞が減少する理由は、ドパミン神経細胞中に、α-シヌクレインという比較的小ぶりのタンパク質が凝集蓄積することであり、このタンパク質の増加を防ぐことが治療につながると期待されている。しかし、現在までのところ、薬の開発にはつながっていない。α-シヌクレインが凝集した状態を図7-5に示す。α-シヌクレインとβ-アミロイドの集合状態は非常によく似ている。

　α-シヌクレインを標的とする創薬は進んでいないが、別の

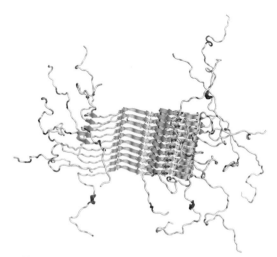

図7-5　α-シヌクレインが凝集する様子

アプローチでパーキンソン病の治療（症状を改善する）をする薬はいくつか開発されている。パーキンソン病ではドパミン不足になるので、脳内のドパミン濃度を確保できれば、症状の改善は期待できる。ドパミン自身を補充できればよいが、一つ大きな問題がある。脳は私たちにとって非常に重要な臓器なので、脳内への物質流入は厳しくコントロールされている。具体的には、血液脳関門が脳内に流入する物質を判別している。ドパミンはこの関門を通過できない。

　一方、図7-4に示すように、ドパミンは生体内でチロシンから、レボドパという分子を経由して合成される。レボドパはこの関門を通過できる。幸い、脳内にはL-アミノ酸脱炭酸酵素という酵素があり、レボドパをドパミンに変換してくれるので、ドパミン不足が解消できる。これで万事解決ならよいが、

ここでまた困ったことが生じる。レボドパは服用後に、血液に乗って全身に回る。L−アミノ酸脱炭酸酵素は脳だけではなく他の組織にもあり、そこでもドパミンが生じてしまうのである。ドパミンは情報伝達分子であるから、必要な時に、必要な場所で、必要な間、存在して欲しく、そうでないと不都合が起こる。実際に、脳以外の場所で生じてしまったドパミンは吐き気や低血圧などの症状を引き起こしてしまう。副作用である。実は、使いたい薬がその副作用のために使えない、という状況は決して珍しいことではない。むしろ、ほとんどの薬は「副作用を回避できる範囲内で使っている」と言っても過言ではない。レボドパの場合、その副作用を理解した上で、レボドパ単剤を使用することもある。

　しかしレボドパの副作用を何とかしたい。図7−4に示すカルビドパはL−アミノ酸脱炭酸酵素を阻害できるが、血液脳関門は通過できない。すなわち、カルビドパは脳以外の組織にあるこの酵素の働きを抑えることができる。つまり、レボドパとカルビドパを同時に服用すれば、副作用なくレボドパの作用を脳内のみで使うことができる。実際、レボドパとL−アミノ酸脱炭酸酵素阻害薬との合剤はパーキンソン病の治療に広く用いられている。

　図7−6に、カルビドパがL−アミノ酸脱炭酸酵素の働きを阻害する様子を示す。この酵素は2量体として働くが、この図では単量体のみを示す。この酵素は大きく分けて、3つのドメインからなる。右側のドメインは複数のβストランドからなるβシートとその両面を囲むαヘリックスからできている。左上のドメインは4枚のβストランドとその片面を覆う3本のαヘリックスからなり、左下のドメインは2本のαヘリックスからなる。これらのドメインの間に大きな空隙ができ、そこにカル

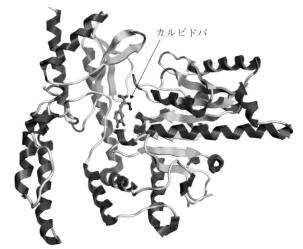

カルビドパ

図7-6　L-アミノ酸脱炭酸酵素を阻害するカルビドパ

ビドパは結合する。もちろん同じ位置にレボドパも結合し、脱炭酸を受けるが、カルビドパは化学構造が少しだけ違うので、脱炭酸を受けない。カルビドパはそれ自身が薬として働くわけではないが、副作用の軽減という患者のQOLを向上させる上でとても重要な役割を果たす。

　先に述べたようにドパミンはあることを伝える信号であるので、その信号が長い間出されているのは好ましくない。したがって、脳内では放出されたドパミンを不活性化する仕組みがある。健常人にはこの仕組みが必要である。しかしパーキンソン病患者ではドパミンが不足しているので、この不活性化を止め、ドパミンの効果を長くできれば、症状の改善につながるはずである。

　ドパミンの体内での不活性化には主に２つの酵素が関係する

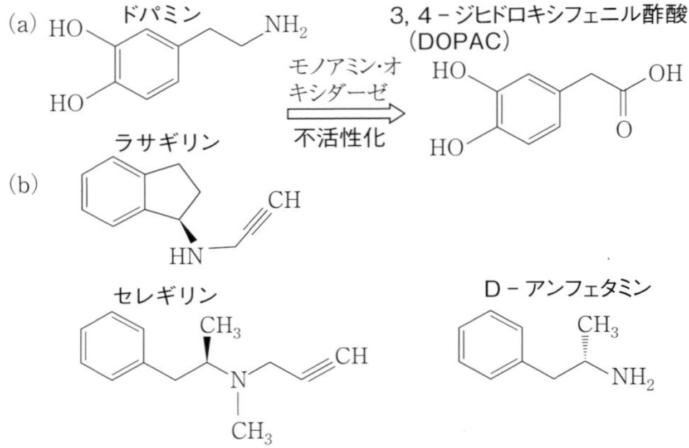

図7-7　ドパミンの不活性化とMAO-B阻害薬

が、ここではその一つであるモノアミン・オキシダーゼB（monoamine oxidase B：MAO-B）について触れる。図7-7に示すように、MAO-Bはドパミンを変換する。MAO-Bを阻害するために、いくつかの分子が考案された。その一つであり、現在パーキンソン病の治療に用いられている薬がラサギリンである。ラサギリンはレボドパで十分な治療効果が現れなかった患者に主に処方される。ラサギリンは日本では2018年から販売が開始された。

　ラサギリンがMAO-Bを阻害する様子を図7-8に示す。MAO-BはL-アミノ酸脱炭酸酵素に似た立体構造を取る。MAO-Bの活性には補酵素FAD（フラビン-アデニン・ジヌクレオチド）が必要であり、FADは酵素の中央にある空洞に結合する。ラサギリンのアセチレン基は、FADのイソアロキサジン環の窒素原子と共有結合（C-N）する。

　ラサギリンが使用される前から使われているセレギリン（図

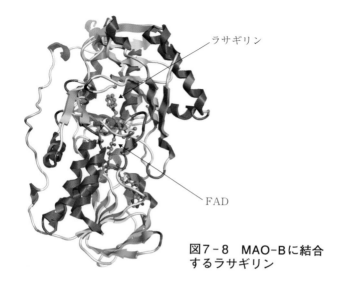

ラサギリン

FAD

図7-8　MAO-Bに結合するラサギリン

7-7）には、アンフェタミン骨格による幻覚、妄想そしてせん妄と言った副作用が報告されていたが、ラサギリンはこの骨格を持たないので、そのような副作用に関する報告はない。化学構造がちょっと変わっただけで、それらの分子の生体内挙動が大きく変わる良い例の一つである。

　パーキンソン病を根治することは、今でも困難であるが、以上のような薬を上手に使えば、その症状をかなり抑えることができQOLを維持した生活を送ることができる。言うまでもなく、根治治療法につながる研究の進展が強く望まれる。

7-3　うつ病に対する薬

　世界保健デーの2017年のテーマは「うつ病」だった。2015年に出された報告書においてWHOは、世界のうつ病患者は約

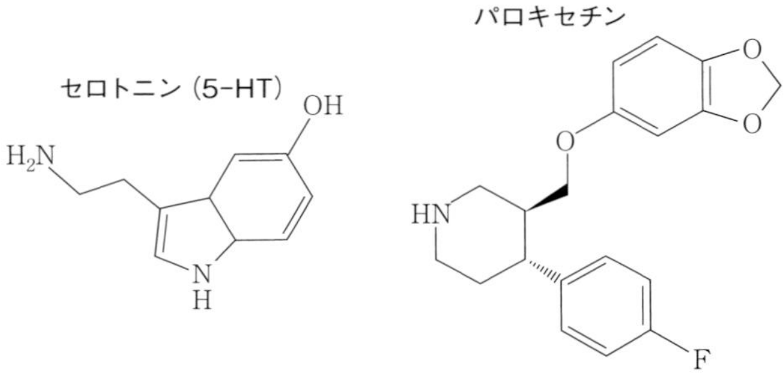

パロキセチン

セロトニン (5-HT)

図7-9　セロトニンとパロキセチンの化学構造

３億2200万人で、年間約80万人が自殺していると推定している。同じ時期の日本国内の患者数は約500万人とされ、これは人口比で約４％という高い割合である。また、国内でも患者数は年々増加する傾向にある。「うつ病」の定義は難しいが、抑うつ気分、興味と喜びの喪失、そして疲れやすさを特徴とする症候群ないし状態とされる。

　実はこういう精神的な状況になった時、私たちの脳の中では、明確な変化が起こっている。既にこの章で見たように、脳内では種々の情報伝達分子が働いている。「うつ病」になると、この情報伝達が明確に変化する。実際には複数の情報伝達分子が「うつ病」発症に関与するが、ここではセロトニン（図７-９）についてのみ言及する。

　セロトニンはヒトの感情に関する情報を伝達する分子であり、5-HTとも呼ばれる。図７-10で、神経細胞間の情報伝達の仕組みを模式的に示す。（１）に示すように、神経伝達分子はA細胞から、AとB細胞間の隙間であるシナプスに分泌される。（２）に示すように、分泌された分子（この場合はセロト

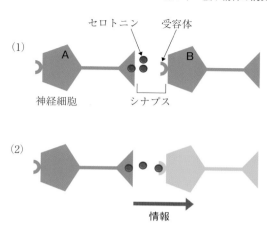

セロトニン　受容体

(1)

A　　　B

神経細胞　　　シナプス

(2)

情報

(3)

SERT

→✕　情報が流れなくなる

図7-10　神経細胞間の情報伝達の仕組み

ニン）がシナプスの中を通りB細胞の受容体に結合すること
で、B細胞に情報が伝わる。このようにして、セロトニンが担
う感情の情報は次々と神経細胞を介して、脳内で伝えられる。
しかし、情報がいつまでも生きていると問題になるので、放出
されたセロトニンの一部は分解され、一部はA細胞の中に戻さ
れて再利用される。後者をセロトニンの再取り込みと言う(3)。
セロトニンの再取り込みを行うのが、セロトニン・トランスポ
ーター（SERT）というタンパク質である。何らかの理由で、
セロトニンの分泌が悪くなるのが「うつ病」であり、少ないセ

ロトニンがさらに再取り込みされると、情報はますます伝わらなくなる。そこで、SERTを阻害して、再取り込み量を減らして、実効的にセロトニンの濃度を維持する薬が開発された。これが選択的セロトニン再取り込み阻害薬である。英語のselective serotonin reuptake inhibitorを略してSSRIと呼ばれる。

SSRIの一つで、うつ病、パニック障害、強迫性障害、社交不安障害そして心的外傷後ストレス障害等の治療に用いられるパロキセチン（図7 - 9）がセロトニン・トランスポーターに結合し、その作用を抑制する様子を図7 - 11に示す。トランスポーターの大半はαヘリックスでできており、αヘリックスの束が細胞膜を貫通している。その中央にできる空洞を通して、細胞外から細胞内にセロトニンは再取り込みされる。この空洞をセロトニンだけでなく、Na^+イオンやCl^-イオンも通過する。パロキセチンは、この空洞の中央に結合し、セロトニンの細胞内への再取り込みを妨げている。パロキセチン等のSSRIは、このような分子メカニズムでうつ病の症状を和らげている。

SSRIはうつ病治療の第一選択薬の一つであるが、それ以外にも作用メカニズムの異なるうつ病の薬が使われている、主なものは、モノアミン酸化酵素阻害薬、三環系抗うつ薬、セロトニン・ノルアドレナリン再取り込み阻害薬である。いずれも神経伝達分子の取り込みを制御するメカニズムでうつ病の症状を改善する。

現代社会では、物質的な豊かさが、それに逆比例して、人間の精神的な豊かさを奪いつつある。そうした中で、うつ病を含めたいわゆる精神疾患用の薬の需要が今後増えていくことは、残念ながら確実である。しかし、そうした薬の開発の過程で、最も難しいと考えられてきた精神活動の分子レベルでの理解は

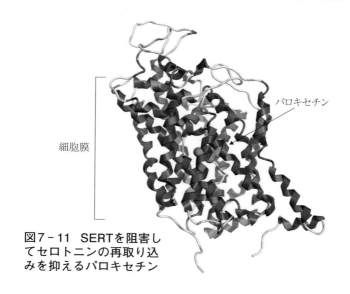

細胞膜

パロキセチン

図7-11　SERTを阻害してセロトニンの再取り込みを抑えるパロキセチン

確実に進むと期待される。いつの日か、私たち全てが、自力で悟りの境地に到達できる術を獲得した時には、その昔精神活動を制御する薬を一生懸命開発したことなど、笑い話になってしまうかもしれない。その日が来るまでは、私たちは精神を制御できる良薬の発見・創製を目指して、物質と精神の世界を足繁く往復しなくてはならないだろう。

おわりに

多くの科学者そして技術者の献身的な努力のおかげで、私たちは素晴らしい薬をたくさん手に入れてきた。しかしなお現在でも、必要とされる薬の全てがそろっているわけではない。多くの患者が適切な薬がないために苦しんでいるのが現状である。

つまり研究すべきことは、非常にたくさん残っている。本書の中で、繰り返し述べてきたように、「薬の働きを分子レベルで理解する」ことは「生命現象を深く理解する」ことなしにはできない。また、「分子レベルでの理解」なしには、良薬を創り出すことはできない。しかも、創薬は総合科学技術であり、その実現には、高度な知識と技術を総合することが必須である。その過程には、科学的にも非常に興味深く、また挑戦的な問題がまだたくさん残っている。

創薬には高度な科学技術だけではなく、それに携わる人々の高い精神性も要求される。誠実で妥協を許さない細やかかつ合理的な精神性である。その意味で、「薬を創る」という科学技術は、日本人にとって得手の分野であり、実際多くの良薬が日本人の手によって生み出され、世界中のたくさんの命を救い、そしてQOLを向上させてきた。創薬により極めて大きな平和的国際貢献を日本はしてきたとも言える。しかし、残念なことに国内の医薬産業は顕著に衰退しつつある。もし本書に触発され、創薬科学に挑み、医薬開発の問題に積極的に挑む若者が一人でも多く現れれば、筆者の目的は完全に全うされたと言える。

本書の第1版は1997年7月に出版され、その第2版が2009

年3月に出版された。この間幸いにも多くの方々に読んで頂くことができた。しかし第2版の出版から11年が経とうとしている。この間、薬に関する科学は大きく進歩した。そこで、この間の進歩を可能な限り取り入れ、分子同士の相互作用が理解しやすいカラー版（第3版）を出版することにした。一方、本全体をなるべくコンパクトに維持するために、「薬の働き」に関する基本的なところは割愛せず、新しいことも盛り込むという相矛盾する悩ましい問題を解決する必要もあった。最終的に、多くの読者にとって最良の形にまとめ上げられた、と期待したい。

　本改訂版の出版にあたり、大変お世話になった講談社の家中信幸氏に心から感謝の意を表したい。また第1版および第2版の出版の際お世話になった同社の梓沢修氏に深謝申し上げる。

付録

本文中の図で用いた PDB データのコード番号

図の番号	PDB コード番号	図の番号	PDB コード番号
1 – 8	1LZ1	5 – 2	1PSN, 2BKS
1 – 13	1BNA	5 – 4	2V0Z
2 – 9	1DG5	5 – 6	1UZF
2 – 15, 16	1CEF	5 – 10	1DWC
2 – 20, 21	1HNW	5 – 12	1BDA
2 – 23	1IEL	5 – 14	1ZNJ
2 – 25	1FVM	5 – 16	6HN5
3 – 2	1AIO	5 – 17	1GCN
3 – 3	110D	5 – 19, 20	1LF9
3 – 6	2HYY	5 – 22	5Y2O
3 – 7	1RF7	5 – 24	1HWK
3 – 8	3DFR	5 – 26	2F92
3 – 10, 11	1TUB	5 – 28	2HC4
3 – 14	1N8Z	6 – 4	1MF8
3 – 16	4ZQK	6 – 5	2JOG
3 – 17	5WT9	6 – 6	1TCO
4 – 2	2TBV	6 – 7	1JR1
4 – 5, 6	1HGE	6 – 10	1RHG
4 – 7	1GFU	6 – 11	1CD9
4 – 8, 9	1BJI	6 – 14	5F19
4 – 12	1A4G	6 – 16, 17	5F1A
4 – 13	2HT8	6 – 18	1CX2
4 – 16, 17	4PUO	7 – 1	2MXU
4 – 19	1N5Y	7 – 3	4EY7
4 – 20	3PHV	7 – 5	2N0A
4 – 21	5HVP	7 – 6	1JS3
4 – 22	1OHR	7 – 8	1S2Q
4 – 23, 24	3CSY	7 – 11	5I6X

　本書の中に現れる分子の立体構造の座標は、World Wide Protein Data Bank（wwPDB https://www.wwpdb.org）から公開されている。wwPDBはアメリカのResearch Collaboratory for Structural Bioinformatics（RCSB）、ヨーロッパのProtein Data Bank in Europe（PDBe）および日本のProtein Data Bank Japan（PDBj）が母体になって運営されている。例えば、PDBjのサイト（https://pdbj.org/）に入り、左頁のPDBコードを使えば、各構造の座標は誰でも自由に参照できる。

　本書中の立体構造図は、これらの座標に基づき、カナダCCG社の統合計算化学システムMolecular Operating Environment（MOE）を用いて描いた。MOEは有償のソフトウェアであるが、生体高分子および生体高分子と医薬分子との複合体の構造を表示できる無償ソフトウェアも複数公開されている。例えば、CCP4mg（http://www.ccp4.ac.uk/MG/）は無料で使用できるソフトウェアとしては最も高機能である。分子は立体的であり、紙に印刷した本の上では、残念ながらその立体的な特徴を十分には表現できない。適当なパーソナル・コンピュータを使い、分子の立体構造を本書を読みながら観察することを是非お薦めする。CCP4mgの使い方に関する簡単な解説は拙著『カラー図解　分子レベルで見た体のはたらき』（講談社ブルーバックス）にもあるので、参照されたい。

さくいん

N.D.C.499　　309p　　18cm

ブルーバックス　B-2127

カラー図解
分子レベルで見た薬の働き
なぜ効くのか？　どのように病気を治すのか？

2020年 2 月20日　第 1 刷発行
2020年 7 月 7 日　第 2 刷発行

著者	平山令明（ひらやまのりあき）	
発行者	渡瀬昌彦	
発行所	株式会社講談社	
	〒112-8001　東京都文京区音羽2-12-21	
電話	出版	03-5395-3524
	販売	03-5395-4415
	業務	03-5395-3615
印刷所	（本文印刷）株式会社新藤慶昌堂	
	（カバー表紙印刷）信毎書籍印刷株式会社	
製本所	株式会社国宝社	

ISBN978－4－06－518732－6

発刊のことば

科学をあなたのポケットに

　二十世紀最大の特色は、それが科学時代であるということです。科学は日に日に進歩を続け、止まるところを知りません。ひと昔前の夢物語もどんどん現実化しており、今やわれわれの生活のすべてが、科学によってゆり動かされているといっても過言ではないでしょう。

　そのような背景を考えれば、学者や学生はもちろん、産業人も、セールスマンも、ジャーナリストも、家庭の主婦も、みんなが科学を知らなければ、時代の流れに逆らうことになるでしょう。

　ブルーバックス発刊の意義と必然性はそこにあります。このシリーズは、読む人に科学的に物を考える習慣と、科学的に物を見る目を養っていただくことを最大の目標にしています。そのためには、単に原理や法則の解説に終始するのではなくて、政治や経済など、社会科学や人文科学にも関連させて、広い視野から問題を追究していきます。科学はむずかしいという先入観を改める表現と構成、それも類書にないブルーバックスの特色であると信じます。

一九六三年九月

野間省一